Rudolf Köster

Die Schrift bei Geisteskrankheiten

Ein Atlas mit 81 Handschriftproben

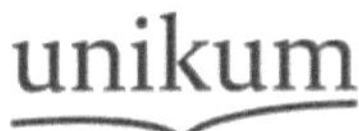

Rudolf Köster

Die Schrift bei Geisteskrankheiten

Ein Atlas mit 81 Handschriftproben

ISBN/EAN: 9783845722931
Erscheinungsjahr: 2012
Erscheinungsort: Bremen, Deutschland

www.unikum-verlag.de | office@unikum-verlag.de

Rudolf Köster

Die Schrift bei Geisteskrankheiten

Ein Atlas mit 81 Handschriftproben

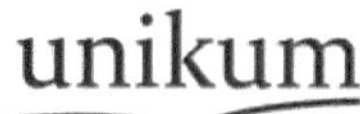

DIE SCHRIFT

BEI

GEISTESKRANKHEITEN

EIN ATLAS

MIT 81 HANDSCHRIFTPROBEN

VON

DR. RUDOLF KÖSTER

KGL. OBERARZT, KOMMANDIERT ZUR PSYCHIATRISCHEN KLINIK DER UNIVERSITÄT GIESSEN

MIT EINEM VORWORT

VON

PROF. DR. R. SOMMER

LEIPZIG

VERLAG VON JOHANN AMBROSIUS BARTH

1903

Inhaltsübersicht.

Vorwort.

Unter den Ausdrucksbewegungen des Menschen nimmt die Schrift eine wichtige Stellung ein, weil in ihr sichtbare und der wiederholten Betrachtung zugängliche Formen vorliegen. Die Fixierung der Ausdrucksbewegung verlangt in diesem Falle keine anderen Hilfsmittel, als sie der einzelne durch Schulbildung zu benutzen gelernt hat. Es ist daher verständlich, daß gerade die Betrachtung der Schrift mit Vorliebe in den weiten Kreisen geübt wird, welche ohne eine besondere psychologische und physiologische Vorbildung ein lebhaftes Interesse an den objektiven Äußerungen des Seelenlebens haben.

Dieser leichten Vergleichbarkeit der Schriftformen, welche der populären Neigung zur Graphologie entgegenkommt, steht jedoch ein Moment gegenüber, welches das Erschließen richtiger Sätze und Regeln aus dem Beobachtungsmaterial der Schrift sehr erschwert, nämlich die außerordentliche Kompliziertheit der Schreibbewegung im Verhältnis zu den einfachen Ausdrucksbewegungen und ihre Abhängigkeit von menschlichen Konventionen, welche mit den historisch entwickelten Verhältnissen der Buchstabenschrift zusammenhängen.

Es erschien mir für ein wissenschaftliches Fortschreiten unter diesen Umständen richtiger, zuerst die elementaren Ausdrucksbewegungen zu studieren, wenn auch zu diesem Zwecke geeignete Instrumente und Methoden zum Teil erst geschaffen werden mußten, andererseits habe ich die Frage der graphischen Bewegungen schon lange im Auge behalten und vor allem durch allmähliche Sammlung von Schriftproben, besonders in psychopathologischen Fällen, welche für exakte Beobachtung geeignet waren, versucht, ein einwandfreies Material zu erhalten, wie es in vielen graphologischen Versuchen nicht vorliegt. Dabei erschien vor allem das Studium des Ablaufes von

Schriftstörungen bei genau beobachteten Krankheitsfällen von Wichtigkeit, um das Problem ohne jede Voreingenommenheit in Angriff zu nehmen.

Bei der Bearbeitung der zweiten Auflage der „Diagnostik der Geisteskrankheiten" habe ich sodann versucht (vergl. Seite 104—107), die allgemein-diagnostisch wichtigen Punkte im Zusammenhange hervorzuheben und hatte die Absicht, diese methodischen Regeln durch einzelne Analysen bestimmter Schriftproben zu erläutern. Bei der Ausarbeitung wurde ich jedoch so sehr in speziell klinische Darlegungen hineingezogen, daß der Rahmen des Buches an dieser Stelle bedeutend überschritten worden wäre, sodaß ich vorzog, das schon vorbereitete analytische Material ganz beiseite zu lassen.

Nunmehr hat Herr Oberarzt Dr. Köster die Aufgabe übernommen, im Anschluß an meine Versuche eine Übersicht über die Schriftstörungen bei Geisteskranken auf dem Boden der streng analytischen Betrachtungsweise zu geben, d. h. nicht eine Summe von diagnostischen Sätzen aufzustellen, sondern die wirklichen Beobachtungen methodisch zu vergleichen und mit den sonstigen klinischen Beobachtungen in Verbindung zu bringen. Es wurde also das vorliegende schriftliche Produkt nach Art naturwissenschaftlicher Objekte betrachtet und nach allgemein-diagnostischen Regeln untersucht, andererseits die spezielle klinische Stellung der Störung ermittelt.

Jede einzelne Analyse ist also allgemein-diagnostisch durchgeführt, andererseits wurden die Fälle in speziell klinischer Beziehung, und zwar nach den in der „Diagnostik der Geisteskrankheiten" gemachten Einteilung gruppiert. Bei dieser Anordnung ist es leicht möglich, sich über ein bestimmtes Symptom durch vergleichendes Studium der einzelnen Analysen zu orientieren, andererseits die Differenz der klinischen Krankheitsgruppen rasch zu erkennen. Dadurch wird dem selbsttätigen Studium im Anschluß an die mitgeteilten Schriftproben ein viel weiteres Feld eröffnet, als wenn die Art der Schriftstörung bei den einzelnen Krankheitsgruppen durch bestimmte Sätze dogmatisch bezeichnet worden wäre, welche bei vorzeitiger und einseitiger Formulierung in der Praxis leicht Fehldiagnosen veranlassen können. Ferner wurde Wert auf Mitteilung solcher Fälle gelegt, bei denen Erscheinungen in der Schrift, welche nach weit verbreiteten Meinungen zu einem Geisteszustand gehören, z. B. unruhige Schrift bei ängstlicherregten Personen, gerade nicht vorhanden sind, was besonders für die im Beginn der Entwickelung stehende graphologische Gerichtspraxis von Bedeutung ist. Überall wurde versucht, den Grundsatz unbefangener Analyse den Schrifterscheinungen gegenüber im Sinne der im Lehrbuch der psychopathologischen Untersuchungsmethoden vorgetragenen Grundsätze durchzuführen.

Ich hoffe, daß dadurch in dem lebhaften Streit der Meinungen über Graphologie eine Summe von einfachen Erfahrungen als festes Fundament für das weitere Studium dieser Form von Ausdrucksbewegungen festgelegt ist, welches nicht nur für die Psychopathologie, sondern auch für die allgemeine Wissenschaft von den motorischen Äußerungen seelischer Vorgänge von Bedeutung sein kann.

Professor Sommer.

Einleitung.

Ohne eine erschöpfende Übersicht über die Entwickelung des wissenschaftlichen Handschriftenstudiums geben zu wollen, muß ich doch als Einleitung zu dem vorliegenden „Atlas der Schrift bei Geisteskrankheiten“ kurz die Hauptgesichtspunkte erörtern, welche den verschiedenen Veröffentlichungen über dies Thema zugrunde liegen. Da sind zunächst zwei Richtungen zu unterscheiden. Die einen — die Vertreter der Graphologie im engeren Sinne — suchen aus der Handschrift die charakterologischen Merkmale herauszuschälen und, nachdem sie an Gesunden ihr Material gesammelt und ihr System begründet haben, dieses auch auf die Schrift von Geisteskranken anzuwenden. Die andere, sozusagen „neurologische“ Richtung verzichtet auf allgemein-graphologische Untersuchungen und richtet ihr Augenmerk wesentlich auf die pathologischen Erscheinungen in der Schrift.

Die erste Gruppe[1]) hat das Schicksal gehabt, eine „populäre“ Wissenschaft zu werden, mit der sich Gelehrte und Ungelehrte aller Stände befaßten. Diese zum Teil recht phantastischen Anhänger der Graphologie überragt der Name Wilhelm Preyer so sehr, daß man wohl sagen kann, die Graphologie als Wissenschaft sensu strictiori existiert, in Deutschland wenigstens, erst seit seinem überaus geistvoll geschriebenen Werke, der „Psychologie des Schreibens“. In dem Schlußkapitel über die pathologische Handschrift kommt er sogar den diesem Atlas zugrunde gelegten Prinzipien für die Untersuchungen solcher Schriftproben insoweit entgegen, als er nicht mehr nur charakterologischen Merkmalen seine Aufmerksamkeit widmet, sondern Erscheinungen wie Ataxie, Tremor etc. auch nach der neurologischen Seite

[1]) Eine treffende Kritisierung erfährt dieselbe bei: Meyer, „wissenschaftliche Grundlagen der Graphologie“.

würdigt. Doch bleibt im allgemeinen auch diesem Abschnitt der graphologische Charakter gewahrt. Ein anderer bedeutender, ärztlicher Vertreter dieser Wissenschaft, Lombroso[1]), hält sich auch in dem Kapitel über „Die Schrift der Wahnsinnigen" streng an sein graphologisches System. Seine Sammlung pathologischer Handschriften ist außerordentlich reichhaltig und gehört zu dem besten, was auf diesem Gebiet bisher veröffentlicht ist.

Wenn nun Lombroso dieses Kapitel mit dem Satz beginnt: „Das Studium der Schrift von Wahnsinnigen kann uns klare diagnostische Kennzeichen für die Trübung der geistigen Fähigkeiten geben", und ferner Preyer[2]) den Ärzten zuruft, sie sollten die Handschriften ihrer Patienten studieren, sich auch besonders Briefe aus früherer Zeit zu verschaffen suchen, so meinen beide in erster Linie das Studium nach den von ihnen gegebenen, speziell graphologischen Grundsätzen.

Als Begründer der vom neurologischen Standpunkte allein brauchbaren Untersuchungsmethode der Handschrift Geisteskranker muß Erlenmeyer gelten. Seine 1879 erschienene Arbeit „Die Schrift" wirkte für die Erkenntnis der rein pathologischen Merkmale in solchen Schriftstücken bahnbrechend. Durch genaues Studium der den Tremorerscheinungen und der Ataxie zugrunde liegenden körperlichen Störungen und der mit diesen bei gewissen Geisteskrankheiten sehr häufig zugleich auftretenden Sinnfehler, wie Auslassungen und Verdoppelungen, gelang es ihm, die uns jetzt so geläufige „Paralytikerschrift" von den übrigen Störungen der Handschrift Geisteskranker abzugrenzen und dadurch die Anregung und festen Boden für weitere Versuche zu geben.

Diese setzten sich nun teils nach der experimentell-psychologischen, teils nach der klinisch-diagnostischen Seite fort.

In ersterer Beziehung hat die von Kräpelin, nach Vorversuchen Goldscheiders[3]), angegebene „Schriftwage"[4]) die größte Verbreitung gefunden. Mit ihr sind verschiedene höchst wertvolle Untersuchungsreihen ausgeführt. So z. B. A. Groß[5]) „Untersuchungen über die Schrift

[1]) Lombroso, Handbuch der Graphologie, S. 129.

[2]) Preyer, Psychologie des Schreibens 1895, S. 215.

[3]) „Zur Pathologie und Therapie der Handschrift". Archiv f. Psychiatrie XXIV.

[4]) „Psychologische Arbeiten" 1895, Bd. I, S. 20.

[5]) Sämtlich in Kräpelins „Psychologische Arbeiten" 1898, 1899 u. 1901.

Gesunder und Geisteskranker", in welcher u. a. nachgewiesen wird, wie der zeitliche Bewegungsablauf, je nach der Art der Psychose, den Charakter der psychomotorischen Hemmung oder der gesteigerten psychomotorischen Erregbarkeit trägt. Ferner A. Diehl[1]) „Über die Eigenschaften der Schrift bei Gesunden", M. Mayer[1]) „Über die Beeinflussung der Schrift durch den Alkohol" u. a. m. Ein ähnliches Prinzip, wie Kräpelins Schriftwage, welche neben dem Druck auch die „rein mechanische Schreibgeschwindigkeit, ihre Beziehung auf die Umsetzung von Sinnesreizen oder Vorstellungen in schriftliche Ausdrucksbewegungen"[2]) zu messen gestattet, verfolgt auch Sommers Apparat zur dreidimensionalen Analyse von Ausdrucksbewegungen[3]), mit dem „die Bewegungen bei der Ausführung bestimmter Buchstaben derartig in Gestalt von Kurven fixiert werden können, daß aus der Form letzterer auf den gemeinten Buchstaben geschlossen und die individuellen oder pathologischen Abweichungen erschlossen werden können."

Endlich sind in der Literatur eine Reihe von Arbeiten enthalten, in denen an der Hand von faksimilierten Schriftproben pathologische Veränderungen nach den von Erlenmeyer zuerst aufgestellten klinisch-diagnostischen Gesichtspunkten analysiert werden. Ich erwähne nur: F. Scholz, „Paraphasische Handschriften einer Wahnsinnigen"[4]), H. Piper, „Schriftproben von schwachsinnigen resp. idiotischen Kindern"[5]), Raggi, „Die Schriften der Irren".

Bei der Abfassung dieses Buches waren gleichfalls nur diese, von Sommer in seinem Vorwort (s. dieses) näher charakterisierten Grundsätze maßgebend, während auf graphologische Theorien keine Rücksicht genommen werden konnte. Die Gruppierung der Psychosen erfolgte nach der in Sommers „Diagnostik der Geisteskrankheiten" gegebenen Einteilung.

Im einzelnen wurde so verfahren, daß zuerst die Schriftzeichen für sich allein, ihre Form und Größe, ihre Lage zur Horizontalen, ferner

[1]) Sämtlich in Kräpelins „Psychologische Arbeiten" 1898, 1899 u. 1901.

[2]) „Psychologische Arbeiten" 1895, Bd. I, S. 20.

[3]) „Lehrbuch der psychopathologischen Untersuchungsmethoden" S. 97,

[4]) Vortrag, gehalten in Bremen 1885, ferner: derselbe, „Lehrbuch der Irrenheilkunde", S. 49.

[5]) Berlin 1893.

Zutaten, wie Schnörkel, Verzierungen, gröbere Störungen der die Buchstaben bildenden Striche, Zittererscheinungen, ataktische Ungenauigkeiten etc. genau verzeichnet wurden. Nachdem dies für die ganze Schriftprobe geschehen, wurde ein Schritt weiter gegangen und die Zusammensetzung der Buchstaben zu Silben und Wörtern untersucht. Besonders wurde darauf geachtet, ob einzelne Schriftzeichen oder Laute falsch gestellt waren oder ohne Zweck wiederholt wurden, wobei hinsichtlich orthographischer und anderer Fehler das Bildungsniveau des Schreibers sorgfältig berücksichtigt werden mußte. In dieser Weise wurde nun fortgefahren.

Können schon bei der Wortzusammensetzung häufige Auslassungen, Verdoppelungen, Verstellungen etc. die Aufmerksamkeit des Arztes fesseln, so liefert die Zusammensetzung der Wörter zu Sätzen ein noch weiteres Feld der Beobachtung. Hier handelt es sich bei pathologischen Schriften meist um Wiederholungen einzelner Worte, oder es werden richtige Wörter angewandt und nach ihnen associative Verdrehungen weitergebildet, sodaß eine Störung des grammatikalischen Zusammenhanges entsteht. Diese Störungen können qualitativ wieder sehr verschieden sein, von den groben, durch Gedächtnisschwäche und Demenz verursachten Fehlern der Paralytiker bis zu den hochkoordinierten, auf Wahnbildung beruhenden Wortneubildungen Paranoïscher. Auch die Interpunktion, z. B. deren gänzliche Fortlassung oder manirierte Anwendung, kann einige Aufschlüsse über den Zustand solcher Kranken geben. Endlich dürfen auch die zeitlichen Verhältnisse des mit der Uhr in der Hand zu messenden Ablaufes der Schreibbewegung, bei Gehemmten namentlich, nicht vernachlässigt werden.

Bei dieser Methode der systematischen Durchuntersuchung der Schriftprobe nach ihrer Zerlegung in die einzelnen Komponenten kann man mit wenigen, aus dem Zusammenhange gerissenen Wörtern, z. B. bei formaler Korrektheit, natürlich nicht viel anfangen. Es mußten vielmehr gelegentlich mehrere Zeilen zur Analyse herangezogen werden, um auch den Zusammenhang der Wörter und Sätze untersuchen zu können. In geeigneten Fällen wurden verschiedene „Zustandsbilder“ desselben Patienten reproduziert, wodurch der Verlauf der Erkrankung förmlich in Gestalt einer Kurve ausgedrückt wurde.

Die den Schriftproben beigegebenen Erläuterungen zerfallen in drei Teile: 1. kurze Anamnese und Krankheitsgeschichte, 2. objektive

Feststellung der auffallenden Symptome in der beschriebenen Weise, 3. die sich daraus ergebende Beurteilung in diagnostischer Hinsicht. Nur mit der größten Vorsicht wurde an geeigneten Beispielen (vergl. No. 2 und No. 28) versucht, aus der Schrift allein die Diagnose zu stellen. Auf die Anamnese wird man jedenfalls nur in den seltensten Fällen verzichten dürfen. Grundsätzlich wurde den Ergebnissen der Schriftuntersuchung nur die Beweiskraft eines einzelnen Symptoms zugestanden, das aber in manchen Fällen, ähnlich wie z. B. die reflektorische Pupillenstarre, ausschlaggebend für die Diagnose sein kann.

Immerhin lassen sich aus der Vergleichung vieler Schriftproben von Geisteskranken mit der gleichen Störung einige brauchbare diagnostische Schlüsse ziehen. Dem Erlenmeyerschen Satze, daß die Kombination von Sinnfehlern, besonders Auslassungen und Verdoppelungen, mit Tremor und Ataxie auf Paralyse hinweise, können andere an die Seite gestellt werden. So sind die nach Art eines Themas verarbeiteten Wiederholungen von Wörtern und Lauten (die „graphische Verbigeration" A. Neißers) bei an sich geordneter Schrift als für Katatonie pathognomonisch anzusehen. Ferner kann man die Neigung zu extremen Verschnörkelungen und Verzierungen der Buchstaben als ein einigen Formen von Schwachsinn, speziell der dementia praecox und paranoïdes, zukommendes Charakteristikum in Anspruch nehmen. Die meisten dieser Merkmale sind jedoch nicht eindeutig, so daß auch hier jede Regel — auch die Erlenmeyersche — ihre Ausnahmen hat.

Zum Schlusse erlaube ich mir, Herrn Professor Sommer für die Anregung zu dieser Arbeit, sowie auch für die freundliche Überlassung des in den Krankengeschichten der Klinik enthaltenen Materials meinen herzlichen Dank auszusprechen.

Gießen, Juli 1902.

No. 1. Progressive Paralyse.

Krankheitsgeschichte: G. H., 42 Jahre alt, Architekt, aufgenommen am 23. April 1898. Beginn im März 1898 mit Masseneinkäufen wertloser Gegenstände, Größenideen und Entwerfen unausführbarer Pläne. Starke motorische Erregung. Befund: L Pupille völlig, R Pupille fast lichtstarr. Sehr chronischer Verlauf. Patient weist zur Zeit geringe Kontraktur des rechten Armes auf; erhebliche Sprachstörung, völlige Demenz bei vorzüglichem Ernährungszustand.

Die Analyse von drei Schriftproben aus verschiedenen Jahren ergibt folgendes:

a) Geschrieben am 9. November 1898. — Feste, fließende Kurrentschrift. Die Buchstaben sind gleichmäßig gebaut, Linienführung tadellos. Bei oberflächlicher Betrachtung fallen besonders einzelne Unsauberkeiten und die beiden Verschnörkelungen mit dem Pfeil zu beiden Seiten des Wortes „Ganzwollschen" sowie der U-Haken in „zu" (5. Zeile) auf. An einzelnen Buchstaben sind Zeichen von Ataxie und Tremor[1]) wahrnehmbar, z. B. an dem „h" von „Dreher", „Herrn" u. a. Die Zusammensetzung der Buchstaben zu Wörtern erfolgt orthographisch richtig.

Bei der weiteren Analyse stoßen wir jedoch auf schwere Veränderungen: die Vereinigung der Wörter zu Sätzen ist eine rein äußerliche; ein grammatikalischer Zusammenhang läßt sich nicht erkennen. Einzelne Wörter werden zwecklos wiederholt, wie „Depesche", „Landes", „Herrn" u. a. Ferner kommen Auslassungen vor: aus „Dreher-Depesche" wird „Drehdepesche". Das „Ganz" in „Ganzwollschen" haftet im Gedächtnis, so daß in der nächsten Zeile „Der

---

[1]) Über den Gebrauch dieser beiden Worte sei für diesen und alle folgenden Fälle bemerkt, daß unter „Ataxie" Koordinationsstörungen verstanden werden, durch die in der Schrift Abweichungen von der gewollten Richtung der Linien entstehen, während „Tremor" in dem Sinne gebraucht wird, daß er zwar feinere Schlängelung in den die Buchstaben zusammensetzenden Strichen verursacht, ihre Richtung aber nicht verändert.

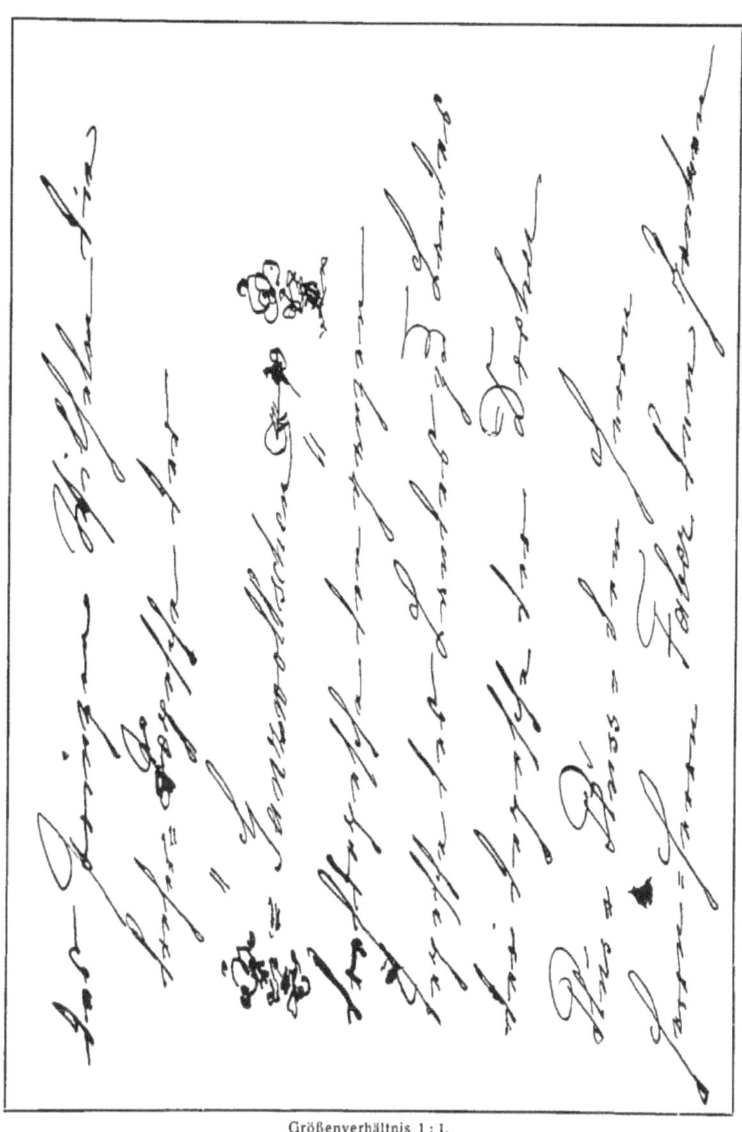

Größenverhältnis 1 : 1.

No. 1. Progressive Paralyse. a) Geschrieben am 9. November 1898.

ganzen Depesche" zustande kommt. Interpunktion ist gänzlich fortgelassen.

Die Verschnörkelungen, Wiederholungen und der Inhalt in dieser Schriftprobe deuten auf die schon im Beginn der Erkrankung auftretende Demenz nebst starker Störung des Gedächtnisses hin.

b) Geschrieben am 1. Dezember 1899. Auch hier sind Linienführung und Form der Buchstaben noch einigermaßen korrekt. Die Wörter sind richtig gebildet und vereinigen sich sogar zu formal richtigen Sätzen. Dies bedeutet jedoch keineswegs einen Gegensatz zu der in a) angenommenen Demenz. Denn der erste Satz, die Adresse des Absenders selbst, ist eine im Gedächtnis noch lange nach Erkrankung desselben fest haftende Reihe und stellt, ebenso wie der zweite Satz, objektiv Unsinn dar. Auch die Unsauberkeit, die schon bei a) vorhanden war, tritt hier noch stärker hervor. Das Bedeutsamste ist jedoch die Zunahme der Ataxie, welche in Auf- und Grundstrichen gleich stark erkennbar ist.

c) Geschrieben am 28. September 1901. (Aufforderung, seinen Namen zu schreiben.) Die Form der Buchstaben ist in dieser Probe sehr wechselnd, die Linienführung vernachlässigt. Die Typen ver-

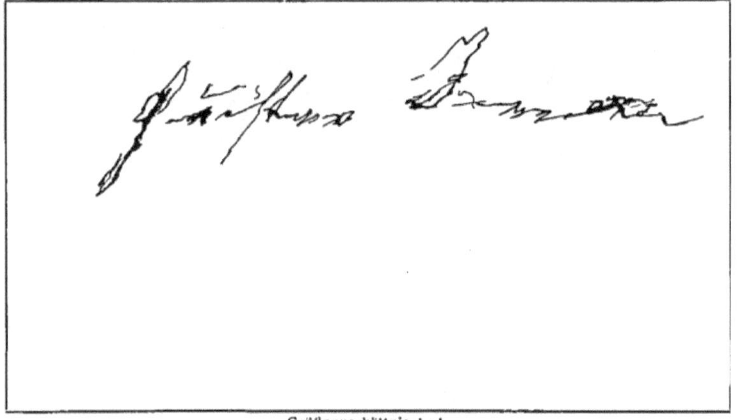

Größenverhältnis 1 : 1.

No. 1. Progressive Paralyse. c) Geschrieben am 28. September 1901.

lieren je weiter je mehr ihren Charakter, bis sie sich zuletzt in einzelne zittrige Striche auflösen. Die Zusammensetzung der Buchstaben zu Wörtern ist im ersten Worte gewahrt, im zweiten dagegen nicht mehr zu erkennen. Aber auch schon im ersten Worte sind über-

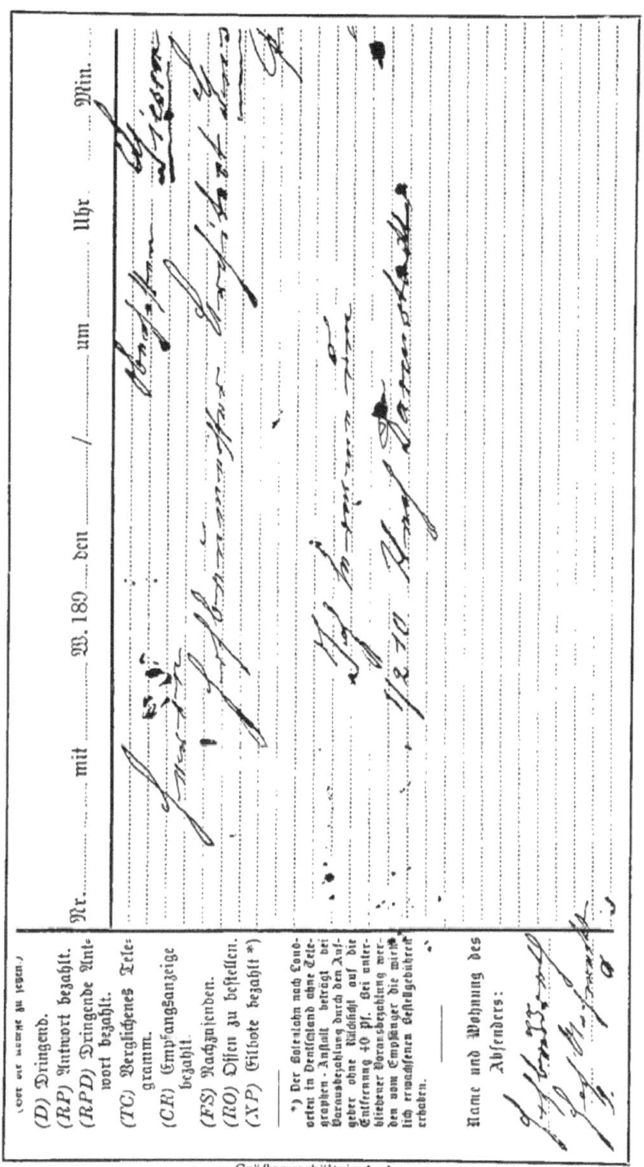

(D) Dringend.
(RP) Antwort bezahlt.
(RPD) Dringende Antwort bezahlt.
(TC) Vergleichenes Telegramm.
(CR) Empfangsanzeige bezahlt.
(FS) Nachzusenden.
(RO) Offen zu bestellen.
(XP) Eilbote bezahlt *)

*) Der Botenlohn nach Landorten in Deutschland ohne Telegraphen-Anstalt beträgt bei Vorausbezahlung durch den Aufgeber ohne Rücksicht auf die Entfernung 40 Pf. Bei unterbliebener Vorausbezahlung werden vom Empfänger die wirklich erwachsenen Bestellgebühren erhoben.

Name und Wohnung des Absenders:

Nr. .... mit .... W. 189 ...... den .... / .... um .... Uhr .... Min.

Größenverhältnis 1 : 1.

No. 1. Progressive Paralyse. b) Geschrieben am 1. Dezember 1899.

flüssige Bestandteile; so je ein nicht dahingehörender Grundstrich vor dem „s“ und vor dem „v“. Ein Vergleich mit den früheren Proben zeigt die erhebliche Steigerung der Ataxie. Doch ist die Unleserlichkeit des Zunamens nicht allein auf Rechnung der motorischen Erscheinungen zu setzen. Es dokumentiert sich darin vielmehr auch eine weitere Abnahme des Gedächtnisses, indem der Kranke augenscheinlich nach Niederschrift seines Vornamens, der vollkommen leserlich ist, bereits vergessen hat, was er hat schreiben wollen.

No. 2. Progressive Paralyse.

Krankheitsgeschichte: F. U., früher Direktor einer chemischen Fabrik, 45 Jahre alt, wurde am 5. Dezember 1900 aufgenommen. Schon seit ca. 3—4 Jahren zunehmend aufgeregtes Wesen. Seit 1899 häufige „Ohnmachtsanfälle" mit kurzdauernden Lähmungserscheinungen und Sensibilitätsstörungen. Seit einem Jahre begann er mit unsinnigen Einkäufen; zeigte Größenideen und vernachlässigte zuletzt sein Äußeres. Die Untersuchung ergibt: gesteigerte Patellarreflexe, wenig ausgiebig reagierende Pupillen, Rombergsches Symptom und bulbäre Sprachstörung. Der Fall verläuft als klassische Paralyse. Rapider Progressus. Schon am 23. November 1901 exitus letalis.

Die drei Schriftproben, welche am 23., 27. Juni und 9. Oktober 1901 angefertigt sind, haben mit der in No. 1 beschriebenen Serie in vielen Punkten große Ähnlichkeit, so daß im allgemeinen auf das dort Gesagte verwiesen werden kann. Hier ist nur der Verlauf ein ungleich schnellerer. Schon in den beiden ersten Schriftstücken zeigen sich neben ausgesprochener Ataxie die ominösen Verdoppelungen: „Verzeihe", „an die Klinik", „17. Dezember", „möchte", „verkaufen". Auch das wiederholte „end" in „Meistbietendend" gehört dazu. Am Kopf des ersten Schreibens ist der 25. Dezember 1900, also ein Tag bald nach seiner Aufnahme, angegeben, ein Zeichen mangelnder Orientiertheit. Die Verbindung der Worte zu Sätzen ist noch fast überall korrekt und erst die Zusammenhangslosigkeit der selbständigen Satzteile läßt die tiefgehende Intelligenzstörung erkennen. Ebenso entdeckt man erst bei näherer Betrachtung der Schriftzeichen, welche im ganzen noch einen recht gewandten Eindruck machen, die ataktischen Veränderungen.

Die dritte Schriftprobe ist nur etwas über ein Vierteljahr später, wenige Wochen vor dem Tode des Kranken, geschrieben. Sie zeigt mit furchtbarer Deutlichkeit den alle höheren Funktionen zerstörenden, eminent progressiven Charakter der Krankheit. An Stelle des diktierten: „Gießen, psychiatrische Klinik" kommt dies an Wiederholungen von

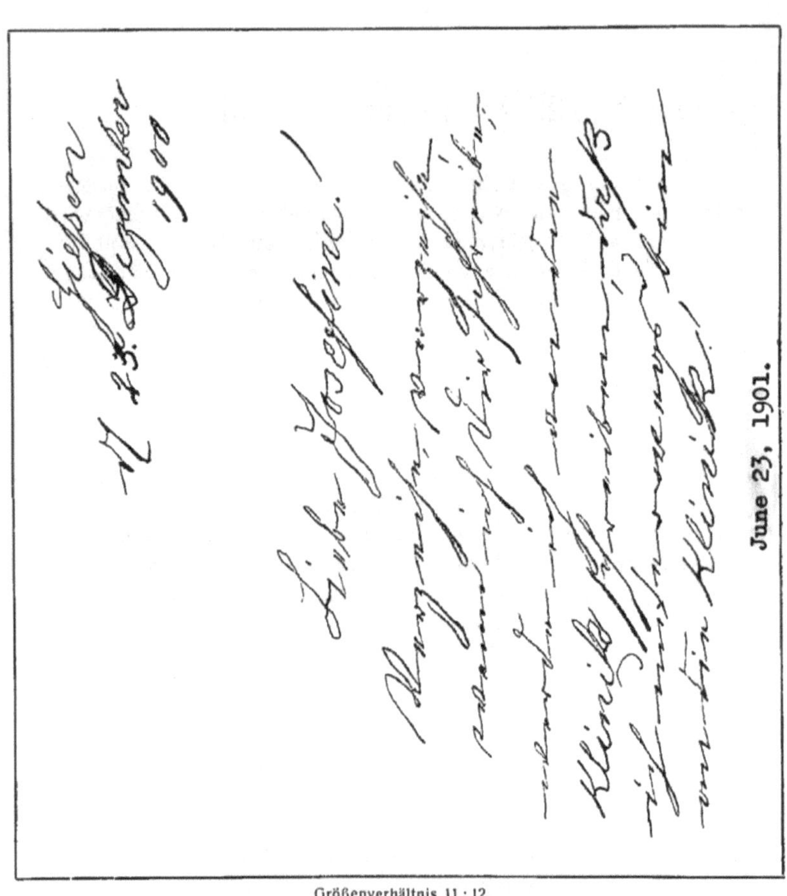

June 23, 1901.

Größenverhältnis 11 : 12.

No. 2. Progressive Paralyse. a) Geschrieben am 23. Juni 1901.

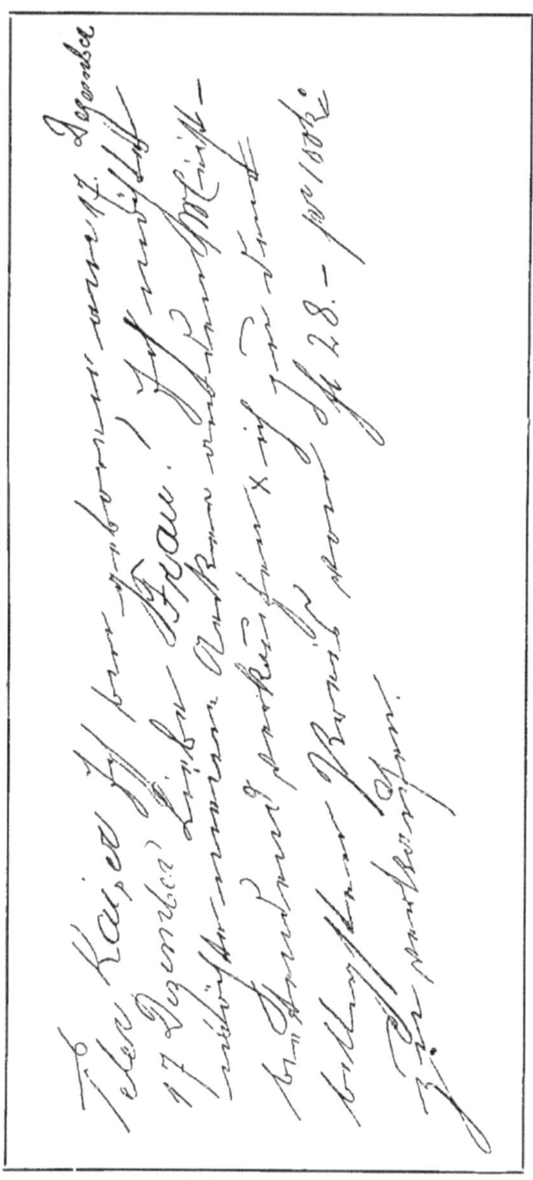

Größenverhältnis 9 : 10.

No. 2. Progressive Paralyse. b) Geschrieben am 27. Juni 1901.

Buchstaben und Silben überreiche, kaum noch als Schrift zu erkennende Schreibprodukt zustande. Im Anfang ist ein Versuch gemacht, „Gießen“ zu schreiben. Nachdem jedoch die ersten drei Buchstaben stark ataktisch hingesetzt sind, tritt schon eine Verdoppelung des ie ein, dann folgt ein nachträglich in ein m verwandeltes n, dann wieder das anfängliche G. Und jetzt beginnt ein wahrer „Hexensabbath“ von durch- und übereinander geschriebenen Zeichen, in welchem hauptsächlich m- und n-Striche, einige i, t, l und h heraustreten, die am Schluß eine entfernte Ähnlichkeit mit der adjektivischen Endung „—atische“ erraten lassen. Bei dem dritten „Wort“ ist offen-

General Paralysis
Oct. 9, 1901.
(Köster)

Größenverhältnis 1 : 1.

No. 2. Progressive Paralyse. c) Geschrieben am 9. Oktober 1901.

bar anfangs ein Begriff des Wortinhaltes vorhanden, der jedoch bald wieder von der Vorstellung des soeben Geschriebenen verwischt wird. So entsteht richtig „Kli“, dann „masche“ und endlich, verbessert, durch- und übergeschrieben: „— matische“. Unter das Ganze wird ein zittriger, energieloser Strich gemacht, der sich von dem kühnen Schlußstrich in der Schriftprobe No. 13, a, auf deren äußere Ähnlichkeit mit der paralytischen Schrift daselbst hingewiesen wird, ganz erheblich unterscheidet.

Für die Beurteilung der den Schriftstörungen zugrunde liegenden Krankheit, sind im vorliegenden Fall andere diagnostische Merkmale unnötig. Aus den Schriftstücken und deren Datum geht die Diagnose: progressive Paralyse fast mit Sicherheit hervor.

No. 3. Progressive Paralyse.

Wegen der praktischen Wichtigkeit der Paralyse seien hier noch einige Schriftproben der am 23. April 1900 in der Klinik eingetretenen M. K. mitgeteilt. Die Krankheitsgeschichte bietet nichts Besonderes. Patientin wurde am 30. Juli 1900 in die Landesirrenanstalt überführt.

Die drei Anlagen wurden am 27. April 1900 kurz nacheinander aufgenommen, verkörpern also ein Zustandsbild und lassen über den Verlauf kein weiteres Urteil zu. Es wurde der Kranken aufgegeben, zuerst die Zahlenreihe von 1—10, dann das Abc und endlich ihren Namen — Krauskopf — zu schreiben. Auch in diesen Schriftstücken finden wir den Erlenmeyerschen Symptomenkomplex: Ataxie kombiniert mit Sinnfehlern, besonders Auslassungen und Wiederholungen. Gerade die Neigung der Paralytiker zu Wiederholungen infolge Nachwirken stattgehabter Reize läßt sich hier sehr leicht nachweisen. So ist anstatt der 2 anfänglich eine zweite 1 geschrieben, die nachher verbessert wurde. Daß auch bei der dritten Zahl die gleiche Absicht bestand, verrät der kleine Strich oben an der 3; die 4 ist erst aus einer angefangenen 3 entstanden. Was bei der 6 vorlag, ist aus der Verbesserung nicht mehr zu ersehen, und an der 9 ist durch den nicht dahin gehörenden Aufstrich angedeutet, daß es fast zu einer Wiederholung der 8 gekommen wäre. Beim Alphabet (b) wird wiederum in alter Erinnerung statt des a eine 1 gemacht etc.

Auch Auslassungen fehlen nicht. In der Zahlenreihe, die von den drei Proben relativ am höchsten steht, ist die 5 ganz fortgelassen und die 7 war es zuerst auch, wie aus der halben 8, die vor ihr steht, zu ersehen ist. Im ganzen sind unter den neun Zahlen fünf verbessert!

In b) wiederholt sich die bei Demenzprozessen oft gemachte Erfahrung, daß einfache Menschen das in der Schule gelernte Abc leichter vergessen, als die auch im täglichen Leben häufig gebrauchten Zahlen. Dazu tritt in unserm Falle vielleicht noch leichte Ermüdbarkeit,

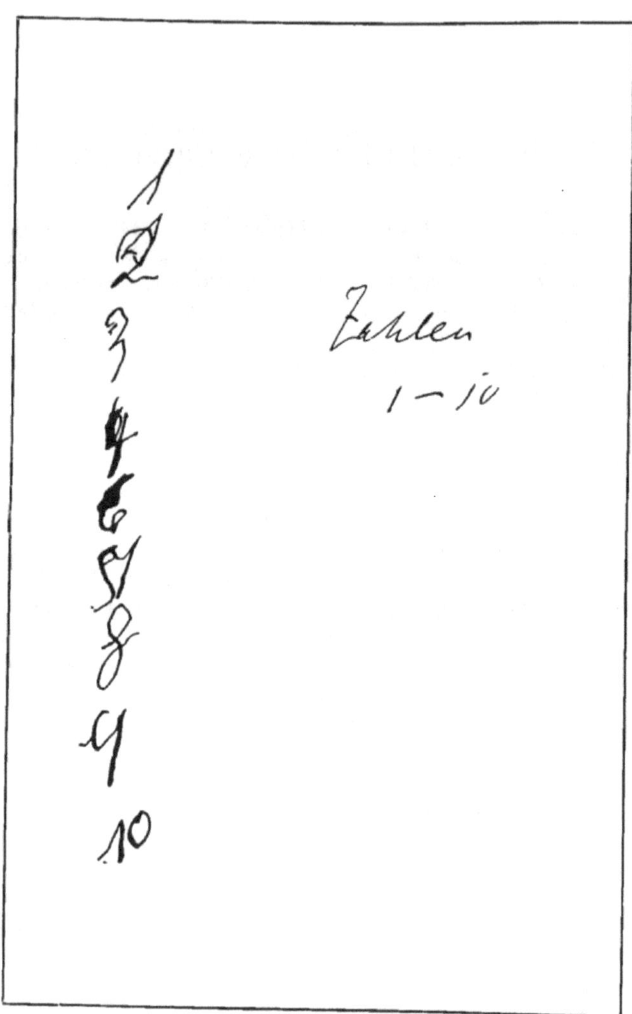

Größenverhältnis 1 : 1.

No. 3. Progressive Paralyse. a) Geschrieben am 27. April 1900.

so daß nach dem a, das dann noch einmal wiederholt wird, nur noch einige zwecklose m-Striche zustande kommen.

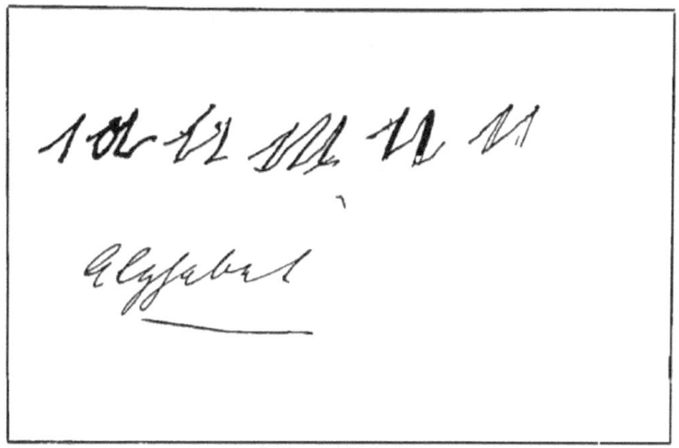

Größenverhältnis 1 : 1.

No. 3. Progressive Paralyse. b) Geschrieben am 27. April 1900.

In c) endlich, das ihren Namen bedeuten soll, findet man in dem a nach dem richtigen Anfangsbuchstaben Anklänge an die vorige

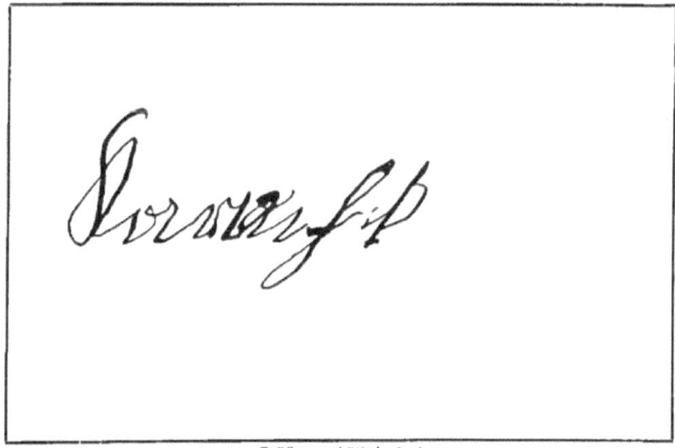

Größenverhältnis 1 : 1.

No. 3. Progressive Paralyse. c) Geschrieben am 27. April 1900.

Schriftprobe wieder. Dann kommen wieder drei richtige, wenn auch infolge der sehr erheblichen Ataxie stark verunstaltete Buchstaben:

r, a und u. Was dann kommt: h, i und k, ist ohne Sinn und, außer dem k, auch nicht als Nachwirkung vorhergehender Schriftzeichen zu erklären. Diagnostisch bedeutungsvoll ist auch hier wiederum die Komplikation der Ataxie mit Auslassungen und Wiederholungen, wie sie eben im einzelnen nachgewiesen sind. Mit der gleichen Sicherheit, wie in No. 1 und besonders in No. 2, läßt sich jedoch aus diesen von einem Tage herrührenden Schriftproben die klinisch vorliegende Paralyse nicht feststellen.

No. 4. Tumor cerebri.

Krankheitsgeschichte: A. K., Schlossermeister, 54 Jahre alt. Anfang Oktober 1901 bemerkte der Kranke, daß er nicht mehr fließend sprechen könne und oft vergesse, was er sagen wollte. Er schob dies auf einen vor kurzem erlebten heftigen Ärger. Auf Jodkali besserten sich zwar bald die Schmerzen bei Druck auf das linke Scheitelbein, doch wurde die Sprachstörung immer schlimmer. Aufnahme am 4. November 1901. Die Untersuchung ergibt im wesentlichen folgendes: Beim Stehen mit geschlossenen Augen und auch beim Gehen ausgeprägte Ataxie. Reflexe normal. Abducensparese links mit linksseitigen Doppelbildern. Stauungspapille. Häufiges Gähnen, Benommenheit; wenig Klagen über Kopfschmerzen. (Die sprachlichen Symptome s. weiter unten.) Andeutungen von kataleptischen Haltungen. — Diagnose: subkortikaler Tumor der linken oberen, hinteren Temporalwindung mit Hydrocephalus internus (Hirndruck).

Am 14. November Verlegung in die chirurgische Klinik; dort am 18. November Trepanation. Exitus letalis am Abend desselben Tages. Leichendiagnose: Gumma arteriae fossae Sylvii sinistrae mit sekundärer Erweichung der oberen, hinteren Temporalwindung.

Bevor die Schrift näher untersucht wird, sei im nachfolgenden, wegen des innigen physiologischen Zusammenhanges der drei Ausdrucksqualitäten des Menschen: Sprechen, Lesen, Schreiben, aus der vom Verfasser geführten Krankengeschichte die Schilderung eines Teils der beim Sprechen und Lesen auftretenden Symptome hier angeführt.

Untersuchung am 6. November. „Die Fähigkeit des spontanen Sprechens wechselt je nach der Schwierigkeit der geforderten Leistung. Am wenigsten Fehler werden beim Sprechen automatischer Reihen gemacht. So sagt er z. B. das Alphabet bis n richtig auf und spricht das „Vater unser" fehlerlos, nur anfangs etwas paraphasisch: „Ich bist Vater unser". Ferner gelingt es ihm, einzelne kurze Sätze richtig und sinngemäß auszusprechen, aber nur bei Antworten. So antwortet er auf eine Frage „Es geht mir gut!“ Seinen Namen, Vornamen, Alter etc. gibt er ebenfalls richtig an. Auf die Frage: „Wie lange haben Sie heute nacht geschlafen?“ sagt er: „Na, vielleicht 6 . . .“ und kann das Wort „Stunden“ nicht finden. Zuerst sagt er „Felder“, schüttelt dann den Kopf und bekommt schließlich mit einiger Hilfe das erlösende Wort glücklich lächelnd heraus. Auf schwierigere Fragen sucht er nach Antworten, schweigt jedoch kopfschüttelnd (Verlust von Worterinnerungen).

Das Nachsprechen leichter Worte geht fehlerlos. Bei schwierigeren Worten, besonders solchen mit R und S, tritt deutliche Paraphasie zutage. (Folgen eine Reihe von Beispielen.) Bei der Prüfung der einzelnen Laute spricht er alle Buchstaben des Alphabetes richtig nach bis auf das R, für welches stets „ach“ oder „auch“ gesagt wird.

Beim Lautlesen zeigt sich die gleiche Erscheinung; schwere Worte werden „vorbei“ gelesen, z. B. statt „Maulkorb“: „Maulkopf“ und „Paulkorb“ etc. Einfachere Worte liest er richtig, versteht aber meist ihren Sinn nicht. Manchmal aber zeigt es sich deutlich, daß er auch die Bedeutung einiger gelesener Worte erfaßt hat. So macht er z. B., als er nach dem Lesen des Wortes „Schläge“ gefragt wird, was das sei, die Bewegung des Schlagens, bei „Auge“ faßt er sich an sein Auge und bei „Seidel“ ahmt er die Geberde des Trinkens nach, wobei sein Gesicht vor Freude strahlt. Damit ist bewiesen, daß der Zusammenhang zwischen Sprachzentrum und Begriffszentrum nicht dauernd unterbrochen ist.

Beim Lesen und Schreiben ist sehr zu berücksichtigen, daß der Kranke Doppelbilder sieht und diese Funktionen daher sehr erschwert sind. Er kneift denn auch meist das linke Auge zu. Beim Schreiben kann er nicht die gerade Linie halten. Aber auch abzüglich dieser Hindernisse tritt es klar zutage, daß beim Lesen nur ganz wenige Worte das Bewußtsein erreichen, so daß eine Lektüre unmöglich ist. Es besteht also „sensorische Alexie“ — Soweit die Krankengeschichte.

Die Analyse der vier Schriftproben a—d ergibt folgendes:

In a ist die Fähigkeit des Kranken spontan und nach Diktat zu schreiben ausgedrückt. (Die unterstrichenen Überschriften rühren vom Arzt her.) Es sind in der oberen Hälfte drei Zeilen zu unterscheiden, die sich durch Ungleichmäßigkeit sowohl der Linienführung, als auch der einzelnen Teile unter sich auszeichnen. Die erste Zeile beginnt mit einem unvollkommenen lateinischen A, das vorne einen nicht dahin gehörenden Anfangsstrich trägt, welcher so aussieht, als ob der

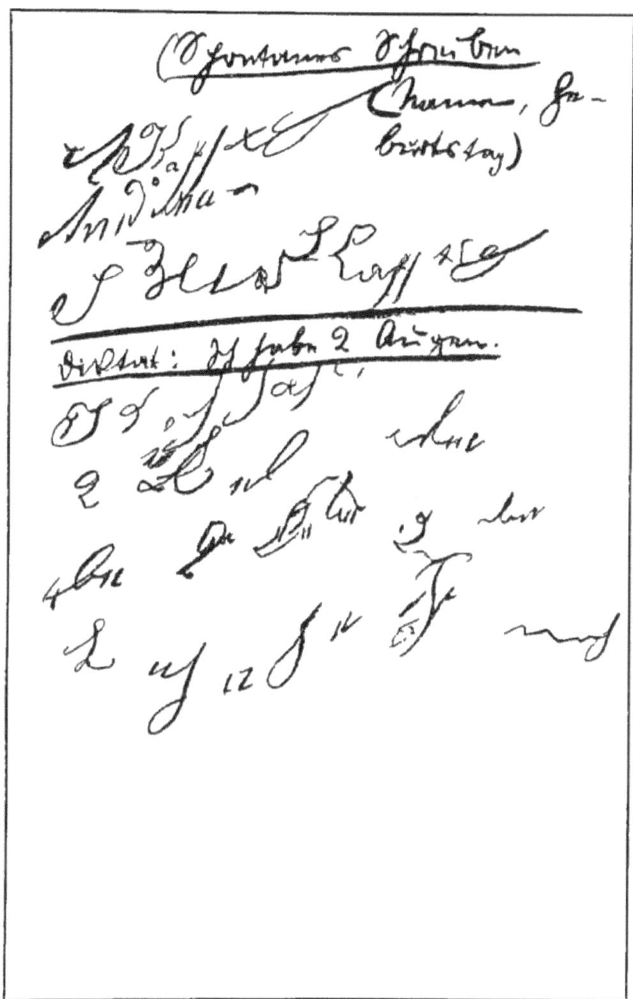

Größenverhältnis 1 : 1.

No. 4. Tumor cerebri. a) Geschrieben am 6. November 1901.

Schreiber unschlüssig war und erst einen anderen Buchstaben schreiben wollte. Es folgen ein deutlich erkennbares K, ein a und dann zwei unter die Schreiblinie fortgesetzte Buchstaben, von denen der zweite nur aus einem Grundstrich besteht. Man kann immerhin annehmen, daß es 2 p sein sollen, die an diese Stelle seines Namens gehören. Der Schluß des Wortes wird von mehreren ataktischen Strichen gebildet, die schließlich weit nach oben ausfahren.

Die zweite Zeile zeigt ganz ähnlichen Verlauf. Zuerst ein erkennbares A und n, dann ein d. Vor diesem befindet sich noch ein Grundstrich, der jedoch bei der ataktischen Schrift die Stelle des Aufstrichs zu vertreten scheint. Da nun in dem Wort noch zwei Buchstaben, e und a, erkennbar sind, so ist offenbar „Andreas", der Vorname des Kranken, aus dem Schreiben herauszulesen, obwohl das r und das Schluß-s nicht erkennbar sind, letzteres auch mit dem Wort kaum mehr zusammenhängt.

War nun schon der Name, dessen Schriftbild als „eiserner Bestand" selbst bei hochgradigen Störungen erhalten zu bleiben pflegt, recht mangelhaft geschrieben, so ist es nicht zu verwundern, daß die Fähigkeit des selbständigen Schreibens von Geburtstag etc. gänzlich in die Brüche geht. Wir sehen hier zuerst lauter unverständliche Bestandteile einzelner Schriftzeichen, bis dann die Erinnerung an das vorhin Geschriebene wieder durchbricht und in der gleichen Weise wie oben die vier ersten Buchstaben des Eigennamens wiederholt werden. Was dann kommt, kann eine 4 und ein g sein, steht jedoch zu der Aufgabe außer jeder Beziehung. Zu bemerken ist das Fehlen von Tremorerscheinungen, wogegen die Ataxie ziemlich bedeutend ist.

Letztere steigert sich im Verlauf des darunter stehenden Diktates noch erheblich. Versucht man dieses weiter zu analysieren, so entdeckt man wieder Anklänge an den Familiennamen, doch findet hier bereits innerhalb dieser wenigen Buchstaben eine Wiederholung statt, indem das a nebst dem allmählich zu einem geschweiften Grundstrich ausgearteten p noch einmal den ersten vier Buchstaben angefügt wird. Das ganze „Wort" erscheint in der zusammenhangslosen Form überhaupt nur mehr als eine leere Reproduktion des eben Geschriebenen, ohne daß der Schreiber noch eine Vorstellung von dessen Bedeutung besitzt.

In der nächsten Zeile tritt eine tadellose 2 auf, die auf das Diktat „ich habe 2 Augen" bezogen werden muß. Diese 2 spielt jetzt dieselbe Rolle in den Vorstellungsbahnen des Kranken wie oben das K. Es kehrt noch zweimal an anscheinend ganz beliebiger Stelle

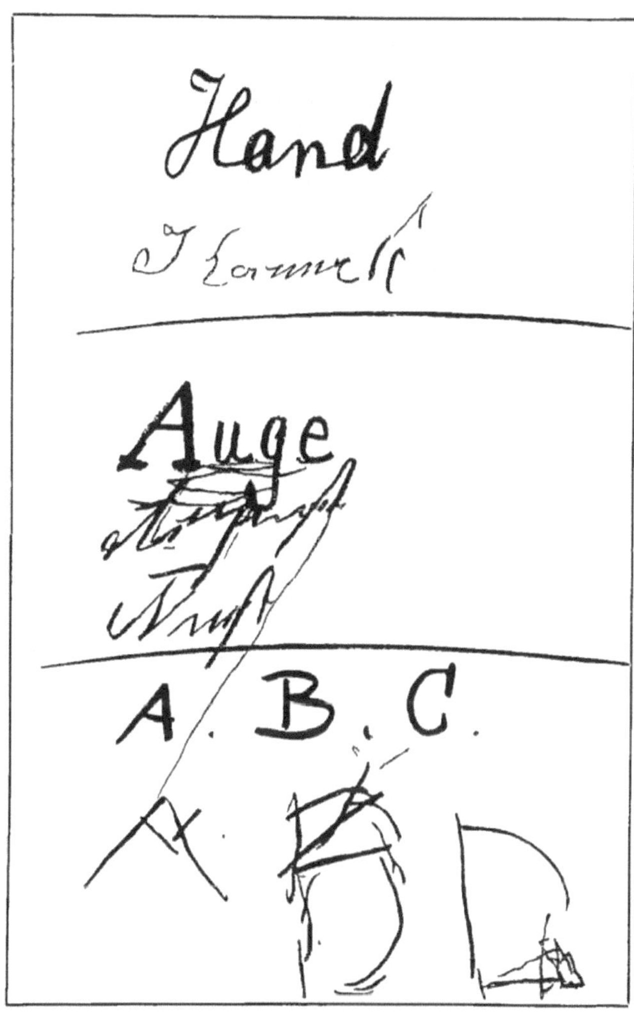

Größenverhältnis 1 : 1.

No. 4. Tumor cerebri. b) Geschrieben am 6. November 1901.

wieder. Im übrigen werden die drei letzten Zeilen von lauter einzelnen, höchst ataktischen Buchstaben ausgefüllt. Auch in ihnen ist die Neigung zu Wiederholungen zu erkennen. Etwa 9—10mal kehrt das e wieder; ferner sind häufig b und h, alle ziemlich gut zu unterscheiden, aber ohne jeden Zusammenhang.

Die übrigen drei Schriftproben geben die Fähigkeit des Kranken, Geschriebenes zu kopieren, an. Es wurden einzelne Reizworte vorgeschrieben und ihm dann aufgegeben sie nachzuschreiben.

Gleich in der ersten dieser Proben (b) tritt uns wieder das bekannte K entgegen, das während des Versuchs das H von „Hand“ abzumalen ganz unwillkürlich aus der Erinnerung auftaucht. Daß dieser Versuch wirklich gemacht wird, läßt sich bis zuletzt verfolgen. Als zweiter Buchstabe erscheint ein a, dann, allerdings zweimal, das n und schließlich eine sehr schlecht gelungene, ataktisch auseinandergezogene Nachahmung des d nebst einigen überflüssigen Strichen. Auch in der Nachbildung von „Auge“ zeigt sich deutlich das Bestreben, die vorliegenden Formen nachzuziehen, aber kein Verständnis für den Wortinhalt. Nach dem A ist nur noch das u einigermaßen zu erkennen; dann wird die Schrift scheinbar „paragraphisch“, d. h. es hat fast den Anschein, als ob statt „Auge“ „August“ geschrieben wäre. Bei genauerem Hinsehen erweist sich diese Annahme jedoch als Täuschung. Es ist vielmehr das u auch weiterhin wiederholt, dazwischen ein an das „p“ aus der Probe a erinnernder langer Grundstrich gesetzt und erst ganz zuletzt der an ein deutsches st erinnernde Bogen hindurchgezogen. Die Wiederholung des Versuches fällt noch schlechter aus.

Die Verständnislosigkeit beim Abschreiben wird sehr gut durch die Wiedergabe des ABC illustriert. Nachdem das einfache A so ziemlich getroffen ist, entsteht erst durch eine Häufung vieler Striche ungefähr die Form eines B, während das C umgekehrt abgemalt ist und dadurch an ein D erinnert. Die große Unsicherheit im Wiederfinden der richtigen Ansatzpunkte für den Stift (Ataxie) veranschaulicht das B sehr überzeugend.

In der Probe c läßt sich aus den unter „Sohn“ geschriebenen Zeichen garnichts erkennen; in „Nase“ ist das N und e deutlich kopiert, wobei sich sogar im N eine wohlangebrachte Verbesserung zeigt. War ferner die höchste Leistung des Kranken bisher das Kopieren der äußeren Formen vorgeschriebener Worte und Buchstaben gewesen, ohne daß wir Verständnis für die Bedeutung der Schrift voraussetzten, so finden wir jetzt insofern den Gegenbeweis, als der zweite

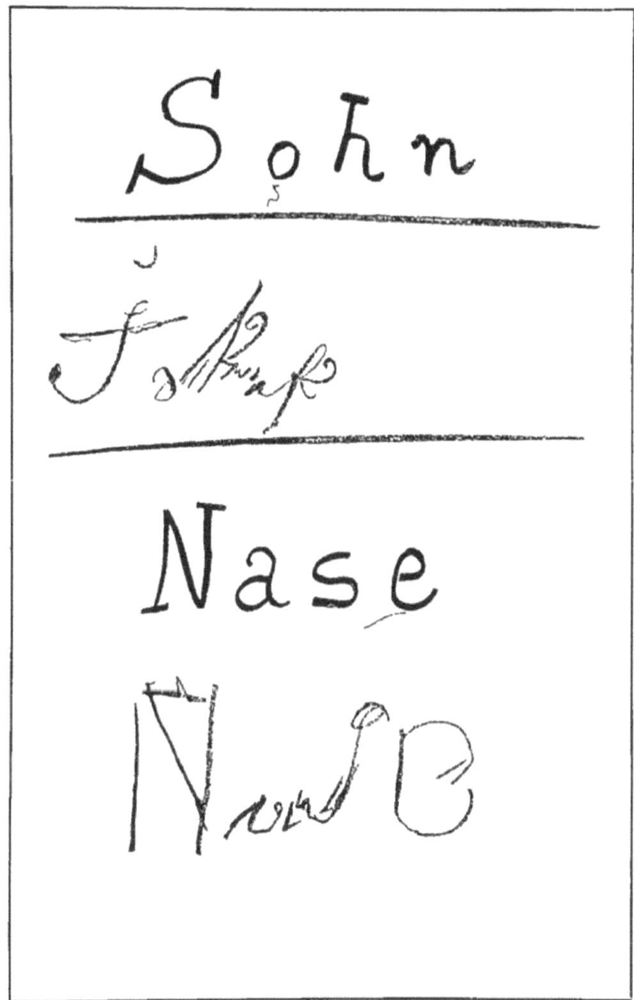

Größenverhältnis 1 : 1.

No. 4. Tumor cerebri. c) Geschrieben am 6. November 1901.

in der Form eines gedruckten lateinischen a vorgeschriebene Buchstabe in dem Typus des geschriebenen deutschen a wiedergegeben wird. Diesen Buchstaben hat der Kranke mithin zweifellos als ein „a“ erkannt. Der Wortbegriff „Nase“ ist dagegen sicher nicht perzipiert.

Aber wie es oben in der Krankengeschichte für die Sprache erwiesen wurde, daß der Patient nicht dauernd unfähig sei, gehörte und gelesene Worte nachzusprechen und dabei zu verstehen, so ist es auch mit der Schrift. In der vierten Probe (d) ist an zweiter Stelle „Ohr“ (in lateinischer Druckschrift) vorgeschrieben. Dieses Wort schreibt er zusammenhängend, wenn auch mit Verdoppelung des r, in deutschen Schriftzeichen nach, lächelt dabei und faßt sich zum Zeichen des Verständnisses an sein Ohr!

Aus dem Gesagten geht hervor, daß 1. eine motorische Funktionsstörung vom Zentrum der optischen Vorstellung bis zu den Schreibmuskeln, abgesehen von ataktischen Ungenauigkeiten, nicht vorliegt.

Es muß aber 2. die Aufhebung der Verbindungen vom sog. „Begriffszentrum“ zum Zentrum der Wortklangerinnerungen und ferner zwischen diesem und dem der optischen Schriftbilder als eine fast vollständige bezeichnet werden, wenn auch sowohl beim Spontan-Schreiben, als beim Diktat ein Bruchteil der Aufgabe richtig gelöst wird. Die geringen Reste, die davon erhalten geblieben sind, finden sich auch bei den hochgradigsten Zerstörungen der betreffenden Zentra.

3. Die Kopierfähigkeit ist gleichfalls stark beeinträchtigt. Doch kommt bei einzelnen einfachen Begriffen (Nase, Ohr) eine Leitung zwischen Wortbild, Wortbegriff und motorischem Impuls ohne Unterbrechung zustande. Aber auch hier muß man klinisch von „Agraphie“ reden, da weitaus die größte Masse aller Wortklangerinnerungen und optischen Vorstellungen von Schriftbildern verloren gegangen ist und diese wenigen richtigen Reaktionen auf mancherlei Umwegen erfolgen können.

Die Schriftstörung ist demnach als „sensorische Agraphie“ zu klassifizieren.

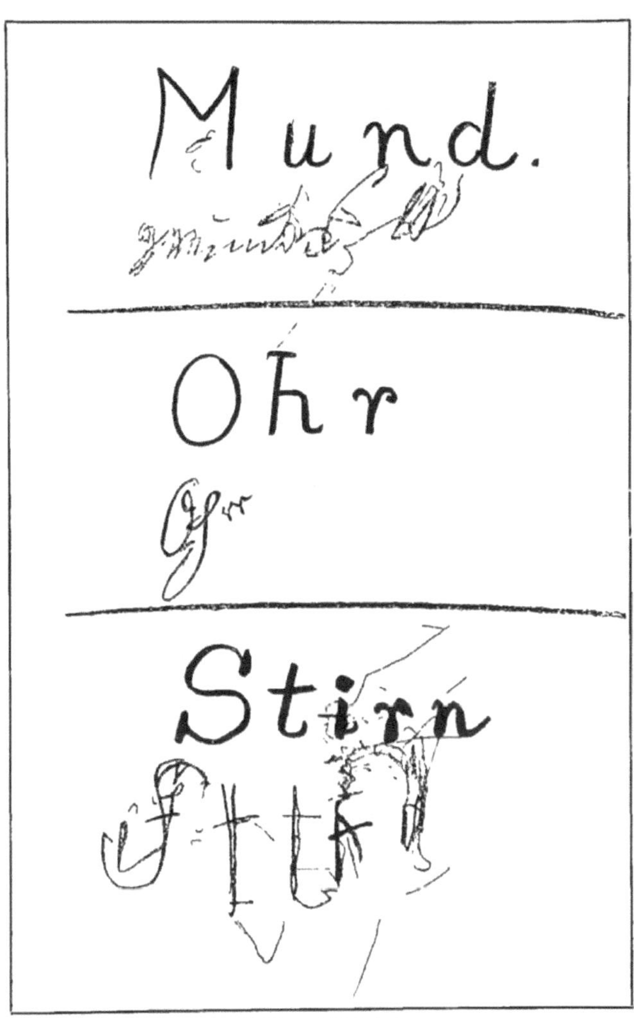

Größenverhältnis 1 : 1.

No. 4. Tumor cerebri. d) Geschrieben am 6. November 1901.

No. 5. Tumor cerebri.

Krankheitsgeschichte: C. S., 22 Jahre alt, Tagelöhner. Aufgenommen am 18. August 1897. Vor einem Jahre heftiges Kopftrauma. Danach beständige Klagen über Kopfschmerzen, Kurzsichtigkeit und Schmerzen in den Ohren. Vor 14 Tagen Schwindel, Erbrechen, Zuckungen in den Gliedern; verstärkter Kopfschmerz. — Befund: Pupillen übermittelweit, träge Reaktion. Sprache schwerfällig, ataktisch. Schwanken beim Gehen, Rombergsches Phänomen. Blasenspasmus. Unwillkürliche, choreatische Bewegungen mit Armen und Beinen. Patellarreflexe gesteigert. Im Verlaufe tritt Schlucklähmung auf; ferner Stauungspapille, zunehmende ataktische Sprachstörung und andere ataktische und spastische Erscheinungen. Psychisch wechselt das Bild zwischen völliger Verwirrtheit und relativer Klarheit. Die Differentialdiagnose wurde am 10. Oktober auf tumor cerebelli in der Nähe der Vierhügel oder tumor cerebri kurz hinter dem Chiasma mit Fernwirkung auf die Vierhügel eingeschränkt. Der exitus letalis trat am 12. Juni 1898 ein. Leichendiagnose: Sarkom der Hypophysis cerebri.

Schriftproben vom 20. August 1897 und 18. Februar 1898.

Zu beachten ist besonders die Ataxie ohne begleitenden Tremor. Dennoch gelingt es dem in seiner Sehkraft sehr beeinträchtigten Kranken, wenn auch mit vielen Verbesserungen und einiger Anstrengung, „dritte Artillerie-Brigade“ fast bis zuletzt verständlich zu schreiben und darunter fehlerlos seinen Namen und Heimatsort zu setzen, ferner den Namen seines Vaters, während wir in dem vorstehenden Tumorfalle bei Sitz des Leidens im linken Temporallappen (vergl. dazu auch No. 6, 7 u. 8) gesehen haben, daß Sprach- und Schreibstörung Hand in Hand gehen. Da nun auch die ein halbes Jahr später bei völliger Blindheit geschriebene Probe ebensowenig Zeichen von Agraphie oder Paragraphie enthält, vielmehr den bis ins kleinste richtig geschriebenen Namen sehr gut erkennen läßt, so kann man, nachdem aus dem übrigen Befund die Diagnose Tumor cerebri gestellt wurde, trotz der erheb-

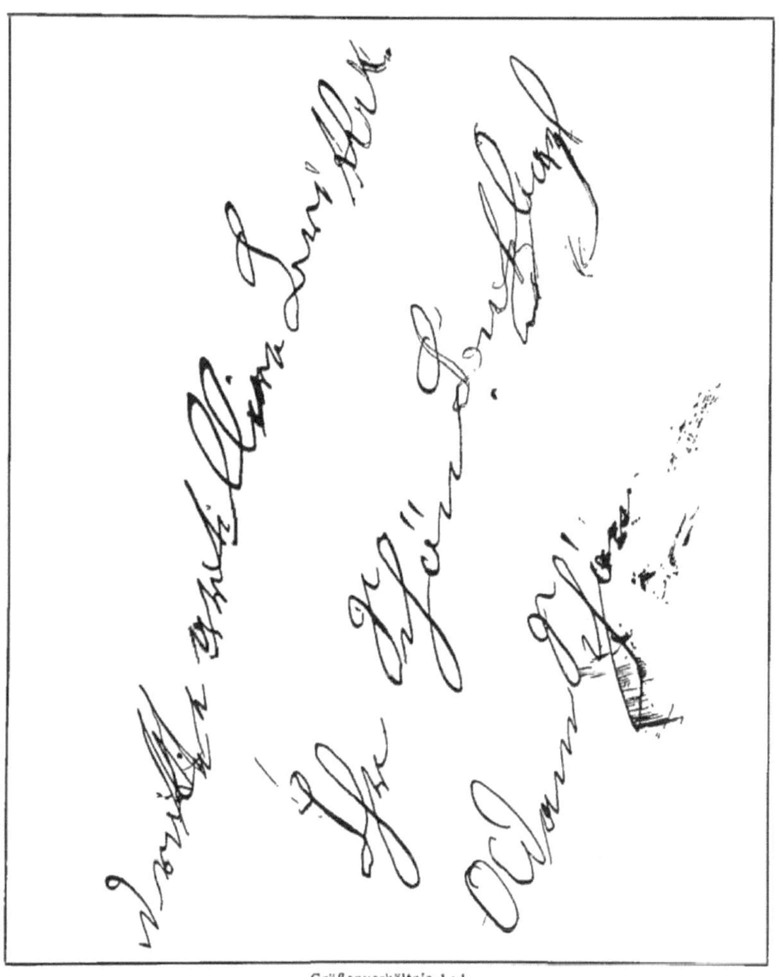

Größenverhältnis 1 : 1.

No. 5. Tumor cerebri. a) Geschrieben am 20. August 1897.

lichen Sprachstörung das Sprachzentrum als Krankheitsherd ausschließen. Die schriftlichen Äußerungen des Kranken genügen, im Gegensatz zu der vorhergehenden Schriftprobe, in diesem Falle aber nicht, um die Diagnose eines cerebralen Leidens, geschweige deren Lokalisation, zu ermöglichen. Doch läßt sich eine fortschreitende Krankheit des Nervensystems infolge der zunehmenden Ataxie mit aller Wahrscheinlichkeit behaupten.

Bei diesen beiden Schriftproben drängt sich eine das graphologische Gebiet berührende Bemerkung auf. Die Linienrichtung geht in a stark nach unten, in b steigt sie empor.[1]) Wenn nun tatsächlich im ersten Falle starke Depression bestanden hat infolge der heftigen Kopfschmerzen, der Abnahme des Sehvermögens etc., und im Februar sich das Befinden subjektiv und objektiv vorübergehend besserte, so muß doch ein Kausalzusammenhang dieser Erscheinungen bestritten werden. Die abwärts gerichtete Linienführung in a ist vielmehr durch die schräge Lage des Papiers beim Schreiben zu erklären und ist ferner durchaus nicht durchgehend. Alle drei Zeilen steigen vielmehr innerhalb der in toto nach unten geneigten Linie in der Mitte etwas aufwärts was sich in der ersten Zeile sogar an den einzelnen Wörtern „Artillerie" und „Brigade" verfolgen läßt. Als Ursache hierfür ist die Ataxie und die Sehstörung anzunehmen. In b haben wir ferner lediglich ein auf Papier projiziertes Erinnerungsbild vor uns, das der infolge lange bestehender Stauungspapille blind gewordene Kranke nur vermöge seines erhaltenen Raumsinnes und Tastempfindung noch zustande bringen kann. Auch hier dürfte die zufällige Lage des Schreibpapiers nächst der Ataxie der maßgebende Faktor für die aufsteigende Schrift gewesen sein.

In den vorstehenden beiden Fällen von tumor cerebri sind zwei bestimmte Lokalisationen gegeben, die bestimmte Veränderungen in der Schrift zur Folge haben. Es leuchtet nun ohne weiteres ein, daß je nach Sitz der Geschwulst die Störung eine andere sein muß. So können sich z. B. bei einem Sitz am Balken Erscheinungen von Automatismus zeigen u. a. m. Am meisten charakteristisch werden jedoch für die Schrift stets die Erkrankungen des linken Scheitellappens wegen der Beteiligung gerade des Schreibzentrums bleiben.

[1]) Vergl. Preyer, Psychologie des Schreibens, S. 181.

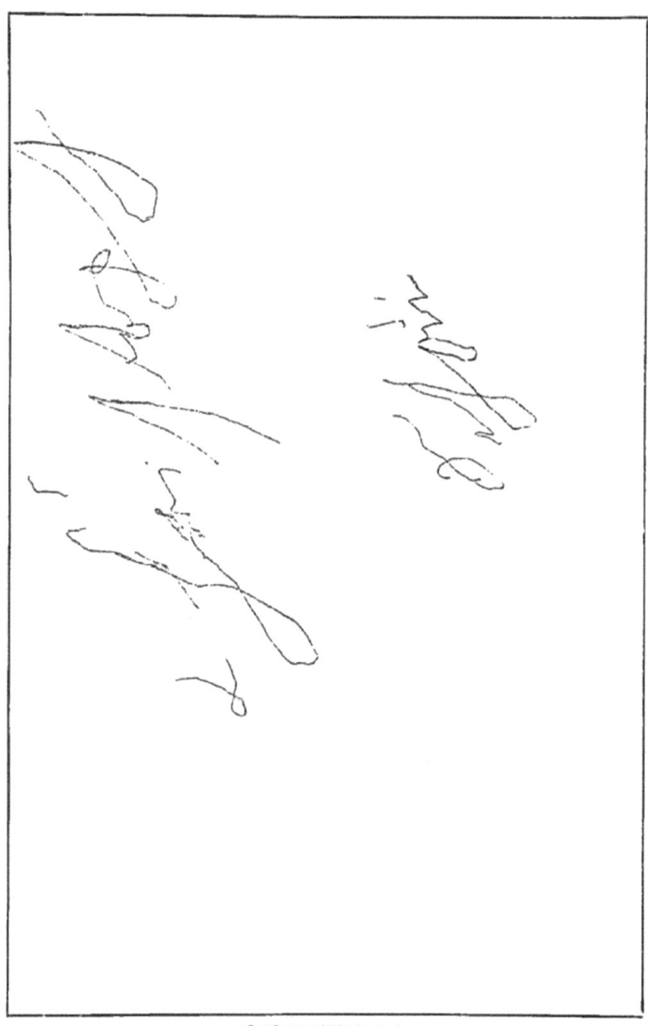

Größenverhältnis 1 : 1.

No. 5. Tumor cerebri. b) Geschrieben am 18. Februar 1898.

No. 6. Apoplexia cerebri.

Krankheitsgeschichte: K. T., Oberlehrer, 55 Jahre alt. Im März 1900 erster Schlaganfall mit restitutio ad integrum. Zweiter Anfall leichterer Art im Dezember; dann Anfang März 1901 erneuter, heftiger Insult mit längere Zeit anhaltender Bewußtseinsstörung und Verwirrtheit. Aufnahme am 6. März 1901. — Befund: Atheromatose der äußeren Arterien. Gang unsicher, nach rechts fallend, leichte Tremorerscheinungen; Patellarreflex $R < L$, Fehlen des rechten Bauchreflexes. Das wichtigste Symptom ist die Sprachstörung im Sinne der amnestischen (sensorischen) Aphasie und Paraphasie, ferner Hemianopsie für rechts. Diagnose: apoplektischer Herd der linken Hemisphäre im Hinterhauptslappen bis zum Gyrus supramarginalis und oberen Teil des Temporallappens. — Demenzerscheinungen lassen sich nicht mit Sicherheit nachweisen. Verse, Zitate etc. aus seinem lateinischen und griechischen Unterrichtsgebiet kann er meistens vollkommen richtig hersagen. Außerdem vermag er häufig Lieder zu pfeifen und zu singen, während er sie nicht rezitieren kann. Am 22. April 1901 wird er nach Hause entlassen. Dort im Juli exitus letalis.

Zum Schreiben ist er nur einmal, am 12. März 1901, zu bewegen. Sonst weigert er sich infolge unbestimmter ängstlicher Wahnideen aufs heftigste.

Es werden auf Zettel die Worte „Ovidius" und „Vergilius" geschrieben und er zum Nachschreiben aufgefordert. Der erste Buchstabe der ersten Schriftprobe ist ein von links oben nach rechts und unten geführter, dann nach links herübergehender Bogen, der dann wieder nach links oben aufsteigt, den Anfangsbogen schneidet und endlich nach rechts ausläuft, im ganzen demnach als eine Nachzeichnung des vorgeschriebenen O aufgefaßt werden muß. Und zwar ist diese Nachbildung eine rein mechanische, deren Sinn der Schreiber nicht begriffen hat, denn sonst würde er das O nicht in umgekehrter Richtung geschrieben haben. Die beiden nächsten Buchstaben entsprechen dem Vorbild, während die letzten drei von ihm abweichen.

Die Unsicherheit im Schreiben ist bedeutend, was aus der verschiedenen Höhe der Buchstaben bei aller augenscheinlichen Sorgfalt hervorgeht. Es ist jedoch keine eigentliche Ataxie und kein Tremor vorhanden.

In b beginnt das nachgeschriebene Wort mit einem nach jeder Richtung einwandfreien V. Das folgende, an sich richtige e zeigt bereits eine eckige, ungewandte Form. Dann kommt der erste Fehler,

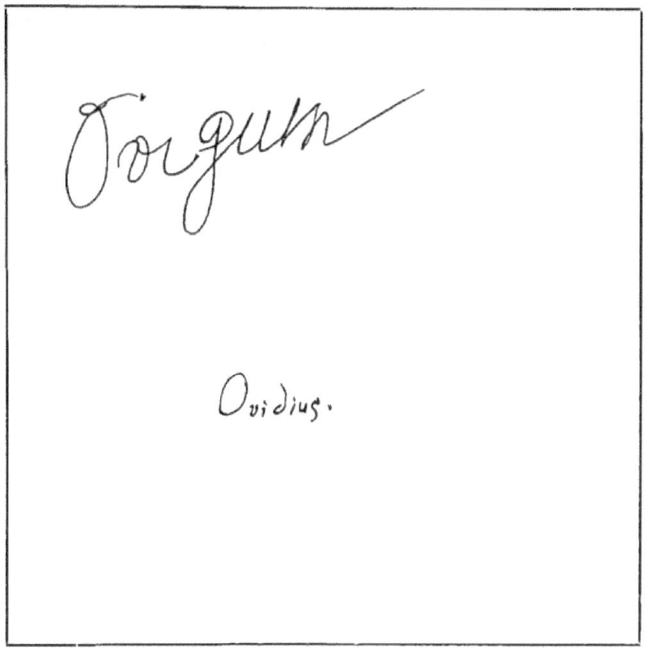

Größenverhältnis 1 : 1.

No. 6. Apoplexia cerebri. a) Geschrieben am 12. März 1901.

ein s statt des r. Mit dem nächsten Buchstaben fängt die Schrift an, steil in die Höhe zu gehen und hinter dem sinnentsprechenden g und i ausgesprochen *paragraphisch* zu werden. Die letzte Hälfte des Geschriebenen erinnert sogar an das mechanische Weiterschreiben in Verwirrtheitszuständen. Doch muß bei der Betrachtung des „Ovigum“ und „Vesgin ....“ *echte Paragraphie*, beruhend auf einem Krankheitsprozeß im linken Schläfen- bezw. Scheitellappen (vergl. No. 4) für sehr wahrscheinlich gehalten werden. Was das für eine Störung ist, geht aus der Schrift nicht hervor. In unserem Falle deutet die Anamnese auf einen Erweichungsherd hin.

Differentialdiagnostisch käme noch Paralyse in Betracht. Doch spricht gegen diese vor allem der hohe Grad von Sinnstörung ohne gleichzeitige Symptome von Tremor und Ataxie; ferner die Sorgfalt

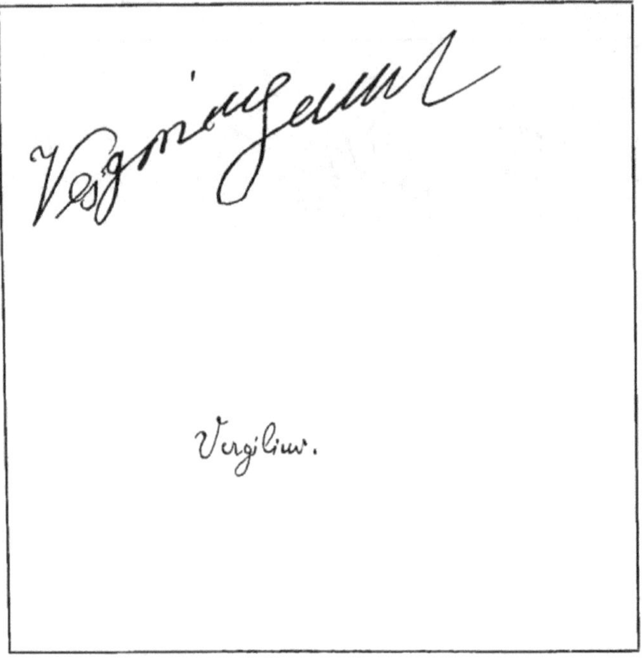

Größenverhältnis 1 : 1.

No. 6. Apoplexia cerebri. b) Geschrieben am 12. März 1901.

und Sauberkeit der Ausführung und das Fehlen der für Paralyse typischen Wiederholungen. Daß endlich die zweite Probe am Schlusse eine gewisse Ähnlichkeit mit dem bei Verwirrtheit, epileptischen Dämmerzuständen etc. in schriftlichen Äußerungen beobachteten Erscheinungen besitzt, ist schon oben hervorgehoben. Man vermißt aber auch bei diesen selten motorische Störungen (s. No. 18).

No. 7. Apoplektischer Erweichungsherd.

Krankheitsgeschichte: P. H., Arbeiter, 64 Jahre alt; aufgenommen am 30. Juli 1900. Vor vier Jahren Schlaganfall mit rechtsseitiger Lähmung ohne Beteiligung der Sprache. Nach kurzer Zeit erfolgte Besserung, so daß er wieder arbeiten konnte bis Mai 1900. Am 14. Mai kam er mittags nach Hause, war „völlig irr" und „redete Worte, die es gar nicht gibt." (Aussage der Frau.)

Befund: Sensibilität rechts herabgesetzt. Gesteigerte Patellarreflexe; fehlen von Bauch- und Kremasterreflex. Träge Reaktion der gleichweiten Pupillen. Facialisparese rechts. Durch verschiedene Untersuchungen wird festgestellt (nach dem Krankenjournal), daß „neben totaler amnestischer (sensorischer) Aphasie, Alexie und Agraphie auch zugleich jener Symptomenkomplex vorliegt, der als ‚Apraxie' bezeichnet wird", d. h. die Unfähigkeit, alltägliche Gegenstände richtig zu verwenden. Diagnose: Erweichungsherde im linken Temporallappen. Entlassen am 6. September 1900.

Die am 3. August 1900 angestellte Schriftprüfung wurde so vorgenommen, daß auf Zettel geschrieben wurde: „Wie heißen Sie?" und „Was ist 3 × 4?" Darauf erfolgte zuerst keine Reaktion. Als man ihm einen Bleistift in die Hand gibt, begreift er anfangs nicht, was das bedeuten soll. Bei der lauten Wiederholung der Frage: „Wie heißen Sie?" scheint ihm einiges Verständnis zu dämmern. Er faßt den Stift fester, sagt: „Pivasich" und schreibt zugleich das in a wiedergegebene Gekritzel. Dies wird mit einigen, heftige Ataxie verratenden, unzusammenhängenden Strichen begonnen und verläuft, nachdem ein zittriges h und ein verschobenes o (oder a?) ziemlich erkennbar hingemalt sind, wieder in einigen unverständlichen Linien. Die beiden genannten Buchstaben jedoch — vorausgesetzt, daß der zweite wirklich ein o bedeuten soll — verraten, daß der Kranke begriffen hat, um was es sich handelt, denn es sind die Anfangsbuchstaben seines Namens.

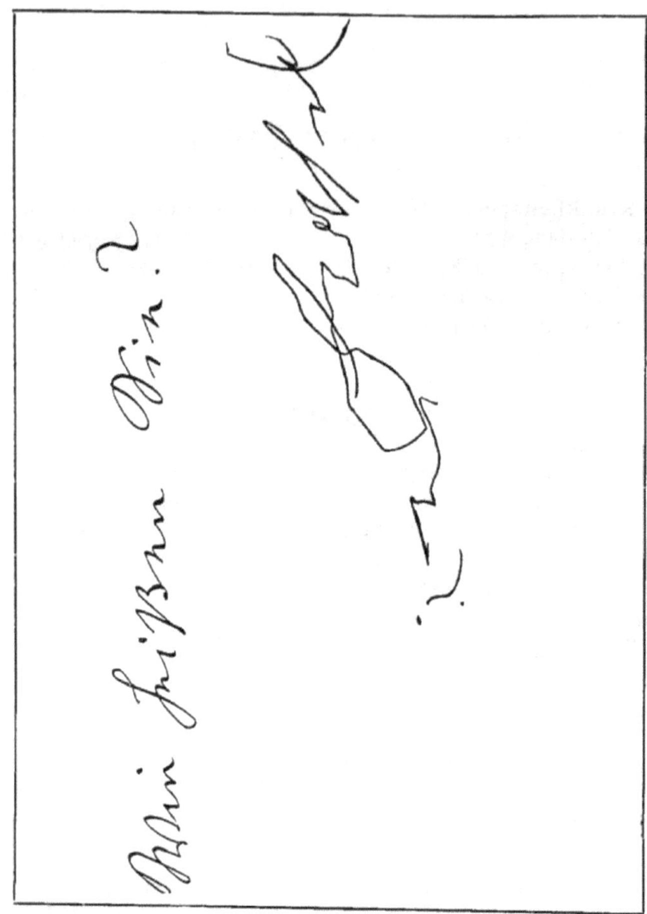

Größenverhältnis 1 : 1.

No. 7. Apoplektischer Erweichungsherd. a) Geschrieben am 3. August 1900.

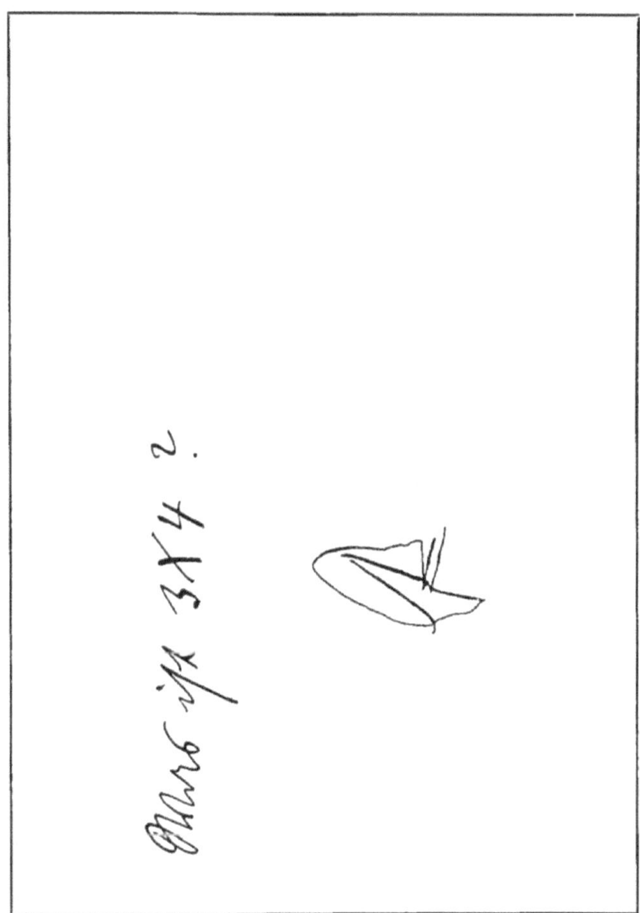

Größenverhältnis 1 : 1.

No. 7. Apoplektischer Erweichungsherd. b) Geschrieben am 3. August 1900.

Bei der zweiten Aufgabe schreibt er zuerst mehrmals mit dem Finger auf seinem Oberschenkel eine „1“ vor und malt dann ein Zeichen aufs Papier, das ebenfalls deutlich die Form einer 1 mit einer schnörkelhaften, stark ataktischen Fortsetzung wiedergibt. Auch dies muß man als Zeichen eines gewissen Verständnisses auffassen, ohne behaupten zu wollen, daß der Bogen über der 1 mit dem horizontalen Fuß ein 2 bedeute, was einer richtigen Lösung der Aufgabe gleichkäme. Die Möglichkeit ist aber zuzugeben. Denn, betrachtet man die Figur von diesem Gesichtspunkt aus, so sieht man, daß der Grundstrich der 1 solange eine gewisse Festigkeit hat, bis er sich mit dem Ansatz des Aufstriches in gleicher Höhe befindet, d. h. bis die 1 fertig ist. Dann läßt der Druck der Hand nach und es entstehen ataktische Abweichungen, die erst auf der Höhe des nun beschriebenen Bogens wieder einer kräftigeren Linienführung weichen. (Scheitel der „Zwei?“) Auch könnte die doppelte Ausführung des horizontalen Schwanzes dieses Bogens die Absicht verraten, den für die 2 charakteristischen Schlußstrich wegen der dem Schreiber selbst zum Bewußtsein gekommenen Unleserlichkeit seiner Schrift besonders zu betonen.

Jedenfalls sind wir hiernach zu der Auffassung berechtigt, daß nicht, wie angenommen wurde, absolute Agraphie und demnächst auch Alexie und Apraxie vorliegt, sondern, daß noch einige Vorstellungen, sowohl der akustischen als der optischen Sphäre entstammend, schriftlich ausgedrückt werden können.

No. 8. Gehirnabsceſs.

Krankheitsgeschichte: A. H., Kaufmann, 46 Jahre alt, aufgenommen am 10. Mai 1900. Am 24. April traten die ersten Anzeichen von Geistesstörung plötzlich hervor: Wahnideen, Halluzinationen, Desorientiertheit, Irrereden. Befund: Träge Reaktion der gleichweiten Pupillen, geringe Steigerung der Patellarreflexe. Verlegung des linken äußeren Gehörganges durch Schwellung. Kein Fieber. Ausgeprägte Paraphasie. Sagt z. B. statt „Dritte reitende Artilleriebrigade“: „trippende reibte Arsenerietapenadete“ und „Dritte reibende Ratenopietapete“. — Große Kritiklosigkeit, schlechtes Rechenvermögen etc. Sonderbare Gestikulationen, besonders Bewegungen mit den Händen nach abwärts. — Am 14. Mai tritt Besserung ein. Er rechnet sicherer, verrät größere Schulkenntnisse und spricht selbst schwerere Worte richtig nach, während das spontane Sprechen nach wie vor gestört bleibt. Am 24. Mai werden die krankhaften Erscheinungen wieder deutlicher. Pupillendifferenz, R > L; die Zunge weicht nach rechts ab; leichte Facialisparese und Ptosis rechts. Am 27. Mai tritt anfallsartig eine tonische Starre der Extremitäten ein nach vorausgegangenen Konvulsionen. Bewußtlosigkeit. Abends exitus letalis. — Die Diagnose: Absceß des linken Schläfenlappens wurde durch die Obduktion bestätigt.

Von den Schriftproben wurde die erste (a) am 4. Mai zu Hause geschrieben und durch den Hausarzt eingeschickt, die zweite (b) am 10. Mai, dem Tage der Aufnahme, c am 16. Mai, d am 18. Mai und e endlich am 26. Mai, einen Tag vor dem Tode des Patienten.

a) Das Ganze macht den Eindruck einer mit Bleistift flüchtig hingeworfenen Notiz in der formlosen Art, wie man wohl einem guten Bekannten schnell eine Nachricht zukommen läßt. Die Zeilen verlaufen schräg nach unten, die Buchstaben verraten die Eile, sind aber fast alle einzeln zu erkennen. Bei einigen fallen jedoch nicht dazugehörige Zutaten auf; so schwebt z. B. über dem d in „Eduard“ ein Schnörkel, und mehrere Male zeigen sich ataktische Erscheinungen, die trotz der auch an den übrigen Schriftzeichen unvollkommen ausgeführten Einzelheiten nicht allein aus der Eile des Schreibens erklärbar sind. Solche Erscheinungen bieten: der dritte Buchstabe der zweiten Zeile,

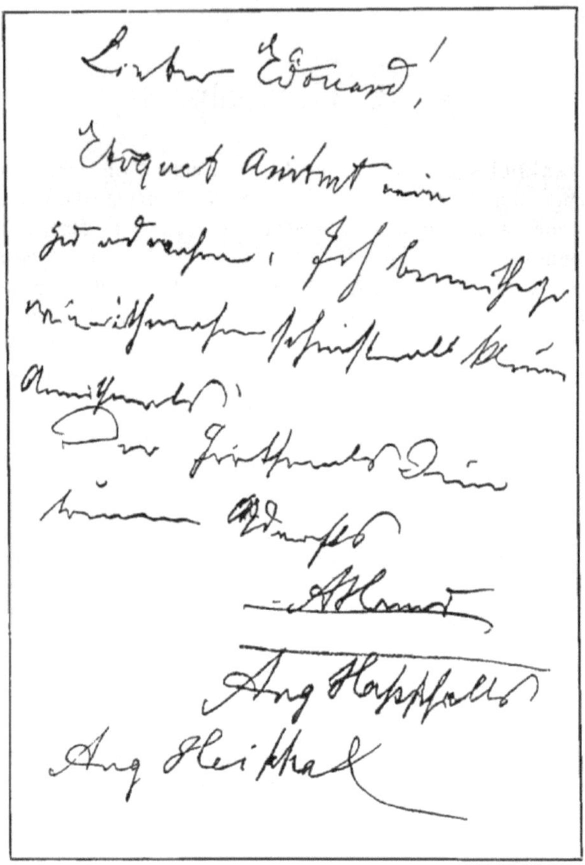

Größenverhältnis 1 : 1.

No. 8. Gehirnabsceß. a) Geschrieben am 4. Mai 1900.

der fünfte Buchstabe der dritten und der Anfang der vierten Zeile; ferner das D im ersten Wort der sechsten und das A der siebenten Zeile.

Geht man jetzt näher auf die weitere Zusammensetzung der Schriftkomponenten ein, so stößt man nach der Anrede auf zwei

Wörter in lateinischer Schrift, von denen das erste „Etiquet“ heißen mag, das zweite dagegen weder ein deutsches noch ein fremdes Wort bedeuten kann. Dann folgen abwechselnd richtige Wörter und solche, von denen man zuerst annimmt, sie seien nur schwer zu entziffern, die sich jedoch bei genauerer Betrachtung als völlig sinnlose Aneinanderreihung einzelner Buchstaben herausstellen. So liest man z. B. das zweite Wort der sechsten Zeile anfangs vielleicht als „Irrtum“, bis man das „ls“ am Schlusse des Wortes bemerkt u. s. w.

Höchst auffällig ist endlich die Namensunterschrift. Dreimal versucht der Kranke seinen eigenen Namen unter das Schriftstück zu setzen, und jedesmal wird er verkehrter, obwohl beim zweiten- und drittenmal das Bestreben, langsamer und deutlicher zu schreiben als bisher, unverkennbar ist. Bei dem zweiten Versuch tauchen in den Schlußbuchstaben mit deutschem Typus Anklänge an schon öfter wiederholte Zusammensetzungen auf. Von der vierten Zeile an endigen nämlich fünf Worte auf „ls“, von diesen wieder die ersten drei auf „als“, das fünfte auf „alls“ und das letzte Wort der letzten Zeile schließt mit „al“, ist somit ebenfalls dieser Iterativreihe zuzurechnen.

b) Ausschnitt aus einem Briefumschlag. Der (ausgeschnittene, nicht mitabgebildete) Name des Adressaten ist mit der gleichen sorgfältigen Kurrentschrift geschrieben, wie der Bestimmungsort. Keine

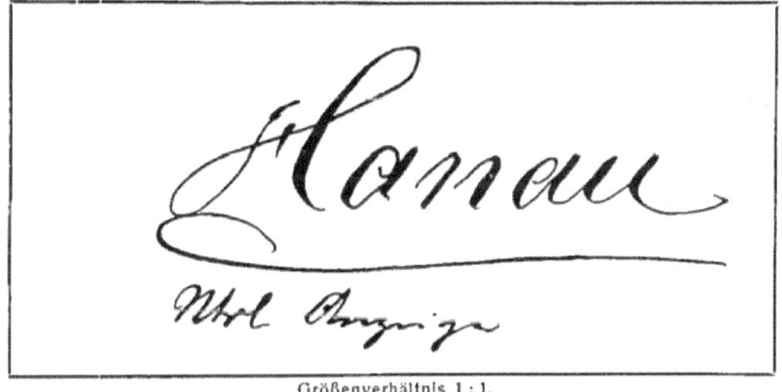

Größenverhältnis 1 : 1.

No. 8. Gehirnabsceß. b) Geschrieben am 10. Mai 1900.

Spur von Ataxie; jeder Buchstabe ist mit der gleichen Vollkommenheit ausgeführt wie der andere. Auch der kräftige, schön geschwungene Strich darunter verrät keine Schwäche oder Unsicherheit der Hand. Dann kommt die aus zwei Wörtern bestehende Bezeichnung der Straße. Das erste setzt sich aus den Buchstaben N, t, r und l zusammen, bedeutet demnach als Wort nichts und ist auch keine gebräuchliche Abkürzung. Das zweite Wort lautet: „Anzeige" oder „Anzüge". Die Adresse soll aber heißen: „Neue Anlage"! Die ganze zweite Zeile weist außerdem wieder einige ataktische Unsicherheiten auf.

c) Gewann man von a) bei oberflächlicher Betrachtung den Eindruck eines schnell hingeworfenen, ganz normalen Schreibens, so unterscheiden sich diese beiden Ausschnitte aus einem am 16. Mai 1900 geschriebenen Briefe äußerlich in nichts von der brieflichen Äußerung irgend eines geistig gesunden Menschen. Die Zeilen stehen so gleichmäßig und parallel, als ob sie auf Linienpapier geschrieben seien. Außer einigen Verbesserungen stört nichts den sauberen und flüssigen Charakter der Handschrift; das erste Wort ist so sorgfältig hingesetzt wie das letzte. Sieht man jedoch die einzelnen Bestandteile der Schrift genauer an, so bemerkt man an manchen Buchstaben mäßige ataktische Veränderungen, besonders deutlich z. B. an den Einschaltungsstrichen des „hier" in der zweiten Zeile. Bei der weiteren Prüfung der Zusammensetzung der Schriftteile heben sich einige auffallende Wiederholungen von Wörtern heraus, welche an sich richtig gebildet sind: „befinde" in der ersten, „befindet" in der zweiten Zeile; „auffenthalt" (N. B. kleiner Anfangsbuchstabe und ff!) in der dritten Zeile, „Aufenthalt" in der vierten. Ferner „Zustande" in der siebenten und achten Zeile. Der Zusammenhang der Wörter und Satzglieder ergibt, daß keine stilistische Ungeschicklichkeit vorliegt, wie sie bei eiligem Schreiben gelegentlich jedem passiert, sondern daß neben klaren und richtigen Gedanken die Wiederholungen in gänzlich unverständlichen Wortverbindungen angebracht sind. Dadurch geht jedoch der Gedankengang durchaus nicht verloren. Stimmt schon der erste Satz „seit acht Tagen befinde ich mich hier" mit der Wirklichkeit überein, so trifft auch die „bedeutende Besserung" zu, ebenso, daß er den lebhaften Wunsch hegt, seinen Geschäftsfreund entweder in der Klinik zu empfangen oder „nach dorten zu kommen, um mit Ihnen näher zu verkehren und meine Pflichtkunden" (nächste Zeile) zu besuchen.

d) Zwei Tage später schreibt der Kranke eine völlig geordnete Postkarte an denselben. Ohne Kenntnis der vorangegangenen Schriftproben würde der etwas mühsam erscheinende, gewundene Stil („falls Ihre Reise nicht hierher gelangt, um meine Dorthinfahrt zu unterstützen" u. a.) nicht weiter auffallen — vielleicht bedeutet er auch tatsächlich nichts anderes als die kaufmännische Schreibart eines von Hause aus nicht sehr gebildeten Mannes —, im Zusammenhang mit jenen erinnern aber Wendungen, wie z. B. „sofortige Zusendung

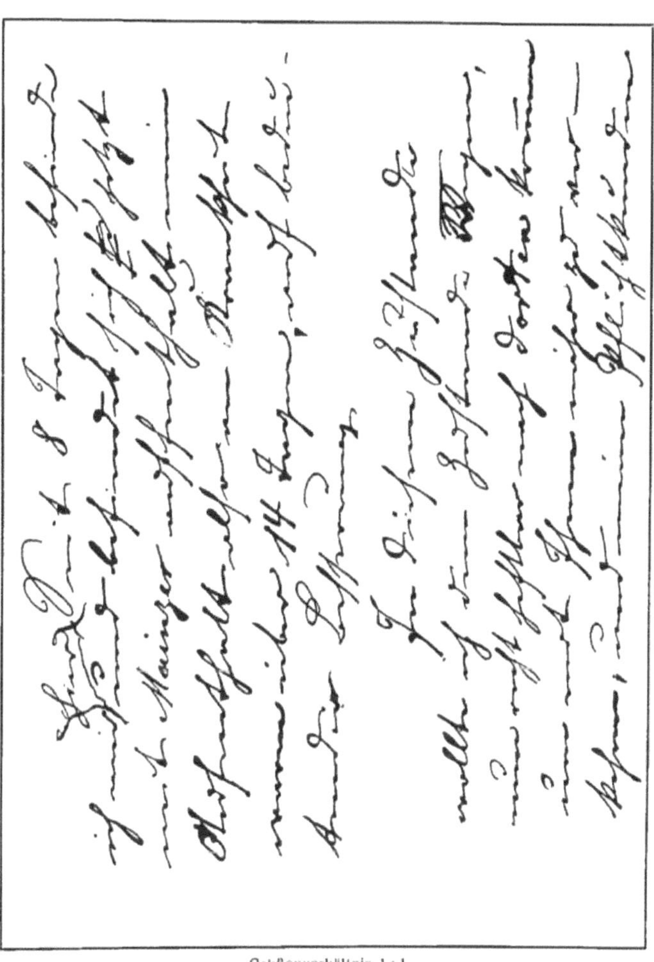

Größenverhältnis 1 : 1.

No. 8. Gehirnabsceß. c) Geschrieben am 16. Mai 1900.

von Barsendung" und dann wieder „sofort" und endlich „sofortige Kassesendung" sehr an die Wiederholungen der vorigen Schriftprobe. Einige andere Unrichtigkeiten wie „untersuche" statt „ersuche", anscheinend infolge Nachwirkung des „unter" in „unterstützen" entstanden, sind für den Nachweis einer krankhaften Störung, da es sich um einfache Flüchtigkeitsfehler handeln kann, nicht ausreichend.

e) Am 26. Mai, also acht Tage nach der letzten Schriftprobe, hat sich das Bild wieder vollkommen verändert. Wie in a) weisen auch hier einige Schriftzeichen ataktische Unsicherheit auf, z. B. gleich das l und h des ersten Wortes und dann besonders das letzte Wort der dritten Zeile, während sie sich im übrigen nicht wesentlich von den früheren unterscheiden. Das zweite Wort, den Familiennamen darstellend (der Name ist bis auf den Anfangsbuchstaben ausgeschnitten; das Schreiben ist an den Bruder gerichtet), ist im Gegensatz zu a) nach anfänglichem Verschreiben richtig gebildet. Zum Schluß jedoch, da er denselben Namen als seine eigene Unterschrift zu setzen beabsichtigt, schreibt er wieder ganz etwas anderes, nämlich die Wiederholung der Ortsangabe. In den beiden den Inhalt des Schreibens verkörpernden Zeilen sind im ganzen nur vier Wörter grammatikalisch richtig gebildet: „bitte", „so", „eingehende" und „zu". Alle übrigen sind zwar aus wohlgeformten, leserlichen Buchstaben zusammengesetzt, gehören aber weder der deutschen, noch sonst einer bekannten Sprache an. Nur bei zwei Wörtern der dritten Zeile kann man vermuten, daß sie „unseren" und „expedieren" heißen sollen. Einen Sinn gibt auch das nicht.

Allen fünf Schriftproben gemeinsam ist die Korrektheit sowohl der einzelnen Schriftkomponenten — Buchstaben und Silben —, als auch der ganzen äußeren Ausführung. Ferner das Zutagetreten von schweren Störungen des grammatikalischen Zusammenhanges durch Wiederholungen und unverständliche Neologismen. Diese haben jedoch nicht die geringste Ähnlichkeit mit den bei Katatonie (vergl. No. 28) auftretenden Wiederholungen und Wortneubildungen. Sind dort die ersteren einem stets wiederkehrenden „Motiv" vergleichbar und ferner die sonderbaren Wörter vielfach Verdrehungen oder sonst assoziativ gefundene „Paralogieen", so stehen wir hier manchmal Lautbildungen gegenüber, denen durch keine Kombination irgendein Sinn beigelegt werden kann. Dadurch charakterisiert sich diese Störung als zentrale „sensorische Paragraphie", ein der Paraphasie bei Krankheitsprozessen im linken Temporallappen analoges Symptom. Da nun in diesem Falle die Koordinationsfähigkeit zwischen Sinnes-

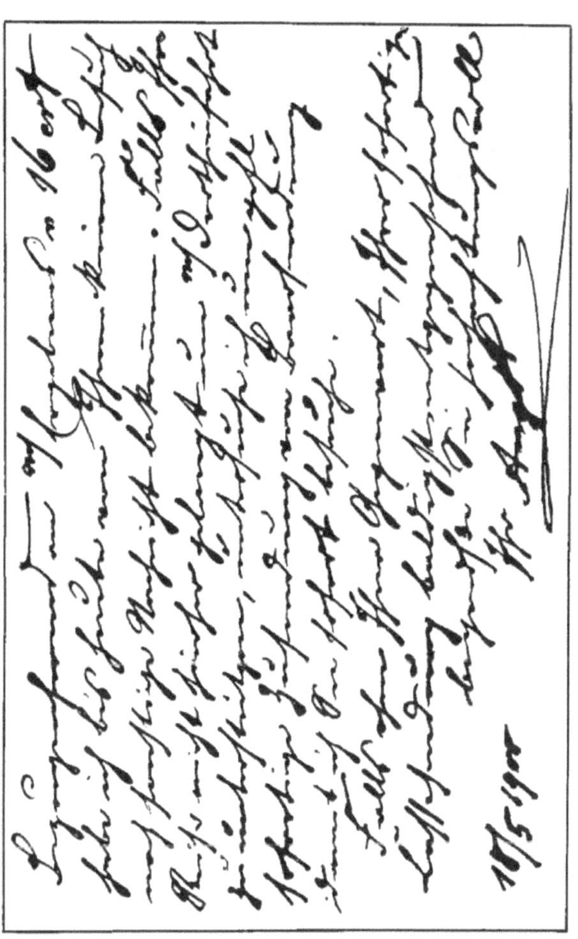

Größenverhältnis 1 : 1.

No. 8. Gehirnabsceß. d) Geschrieben am 18. Mai 1900.

wahrnehmungen und motorischer Sphäre nicht aufgehoben ist, so bildet diese Schriftprobe eine wertvolle Ergänzung zu der in No. 4 geschilderten, wo bei erheblichen ataktischen Störungen fast totale Agraphie besteht. Klinisch müssen diese Fälle je nach der Art der Störung — Tumor, apoplektische Erweichung, Absceß — gesondert werden, für unsere Untersuchungen bieten jedoch die stufenweise abzugrenzenden Störungen der Schrift bei allen diesen organischen Krankheiten von den ersten Symptomen der Paragraphie bis zur vollständig entwickelten Agraphie das Hauptinteresse. Die ihnen zukommende diagonistische Bedeutung ist um so größer, als sich die Anfänge organischer Gehirnkrankheiten häufig eher in schriftlichen Äußerungen wahrnehmen lassen als z. B. in der Sprache.

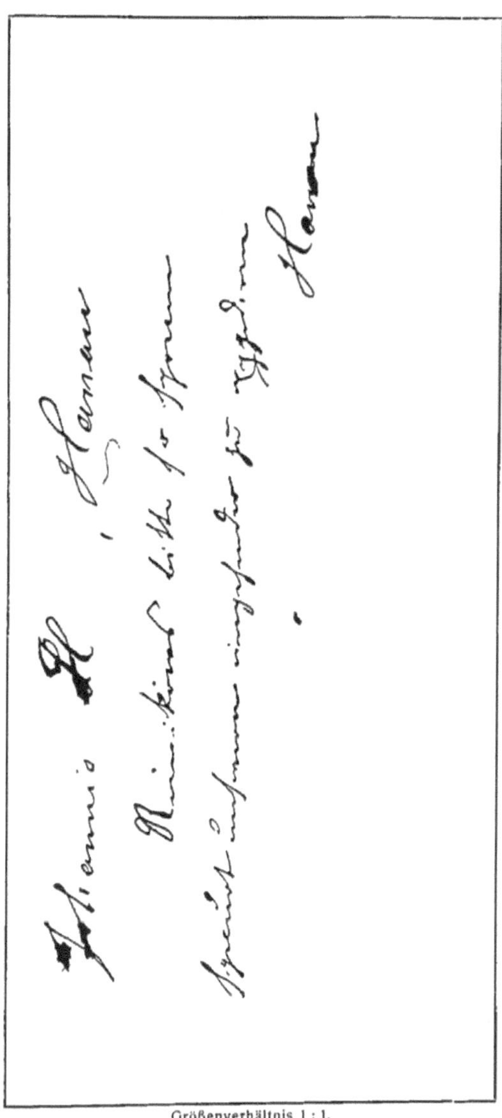

Größenverhältnis 1 : 1.

No. 8. Gehirnabsceß. e) Geschrieben am 26. Mai 1900.

No. 9. Multiple Sklerose.

Krankheitsgeschichte: J. K., Landwirt, 45 Jahre alt, erlitt im Frühjahr 1897 einen Unfall durch Sturz auf den Kopf. Danach soll sich allmählich nach anfänglicher Besserung die jetzt bestehende Unfähigkeit, schwerere Arbeit zu verrichten, bei ihm ausgebildet haben. Bei der Aufnahme am 9. November 1898 fand sich Tremor bei intendierten Bewegungen, gesteigerte Patellarreflexe, Fußklonus und starker Nystagmus. Körpergewicht reduziert. — Diagnose: Multiple Sklerose. Entlassung nach erfolgter Begutachtung am 24. November. — Am 22. Januar 1900 stellt sich der Kranke nochmals vor. Erneute Abnahme des Körpergewichtes; Tremor und Nystagmus noch gesteigert. An der Sprache fällt jetzt „beim Nachsprechen von schwierigen Worten besondere Betonung der einzelnen Silben" auf (skandierende Sprache).

Schriftproben vom 10. November 1898 und vom 22. Januar 1900.

a) Da bemerkt wurde, daß der Patient sehr lange Zeit brauchte, um seinen Namen zu schreiben, so ließ man ihn denselben noch dreimal hintereinander schreiben und zählte die Sekunden.

In den Schriftproben zeigen die Striche der einzelnen Buchstaben, auch wo sie die ihnen zukommende Richtung innehalten, z. B. in dem J von 1., dem K von 2. etc., eine deutliche Schlängelung, während an anderen Stellen diese Richtung gänzlich verloren geht. Es besteht demnach eine Mischung von feinschlägigem Tremor mit Ataxie. Am besten erkennt man die heftigen, unwillkürlichen Ausschläge der Feder, wenn man in den vier Proben den Haken verfolgt, welchen der Schreiber oben an das c von „Jacob" zu machen gewohnt ist. In 1. geht dieser Strich in der Art eines U-Hakens gekrümmt nach oben und schlingt sich an der Spitze noch einmal nach rückwärts um. In 2. setzt er etwas höher an und wird nach einem dünnen, zittrigen und einem zweiten, kräftigen Grundstriche spitzwinklig umbiegend in einen lang ausfahrenden, geschweiften Bogen nach oben und rechts fortgesetzt. Dagegen scheint die Feder in 3. am Papier zu haften; sie macht einige

Größenverhältnis 1 : 1.

No. 9. Multiple Sklerose. a) Geschrieben am 10. November 1898.

zitternde, geschlängelte Striche und verläuft in einem matten Häkchen. In 4. endlich ist der U-Haken aus 1. wieder zu erkennen, nur viel gröber und eckiger.

Was an diesen vier Beispielen demonstriert wurde, läßt sich auch für fast alle anderen Buchstaben nachweisen; man verfolge z. B. nur die vier l des Nachnamens. Bei allen wird man finden, daß die ataktischen Störungen sich weiter nach unten vergröbern und in der vierten Namensniederschrift ihren höchsten Grad erreichen.

b) Vergleichen wir hiermit die zweite, fast 5/4 Jahr später aufgenommene Serie von Schriftproben, so sehen wir jetzt den Typus einer ataktischen Handschrift vor uns, in welcher der in a gefundene Tremor nicht mehr aufkommen kann. Der bekannte Haken am c, jetzt völlig einem U-Haken gleichgeworden, wird in 5. vergessen und in 4. samt dem c fortgelassen. Hier gibt besonders der Vergleich der fünf großen J von „Jacob" eine Vorstellung von der Stärke der Ataxie. In dem J der zweiten Probe wird die Feder förmlich geschüttelt, so daß ein Auf und Nieder von Strichen entsteht, und in 3. macht die Hand plötzlich einen Sprung nach rechts, wodurch der Buchstabe bis zur Unkenntlichkeit verzerrt wird. In 4. und 5. nimmt das J wieder ziemlich leserliche Formen an, ohne dabei den ataktischen Grundcharakter zu verleugnen. Die größte ataktische Veränderung hat von allen die 2. Namenschrift erfahren, indem nicht nur das J, sondern auch alle übrigen Buchstaben so durcheinander geworfen sind, daß man sie kaum mehr erkennen kann. Doch macht sich, abgesehen von dieser Verstärkung der Ataxie in der zweiten Probe, jeweiter, je mehr die größere Eile des Schreibens in allerlei Flüchtigkeiten geltend (z. B. Auslassung des c von „Jacob" in 4., der Füßchen über dem o in „Köhler" in 5. etc.).

Was den zeitlichen Ablauf der Schreibtätigkeit betrifft, so stimmen beide Proben darin überein, daß die Schreibgeschwindigkeit in jeder folgenden Namensschrift gesteigert wird, in a von 45 bis auf 32 Sekunden, in b von 35 bis 10 Sekunden. Diese Ersparnis an Zeit geschieht aber auf Kosten der Sorgfalt und der Deutlichkeit, indem letztere in dem Maße abnehmen, als die Schreibgeschwindigkeit größer wird. Daß selbst 10 Sekunden etwa doppelt so viel Zeit ist, als ein gesunder Mensch zum sorgfältigen Niederschreiben dieses Namens gebraucht, kann man leicht mit der Uhr in der Hand feststellen.

Bei der Analyse der Schrift von Alkoholdeliranten ist auf diese Nummer verwiesen worden (vergl. No. 14). Hier gilt das Umgekehrte des dort Gesagten. Sprach bei jener die in drei Tagen eingetretene

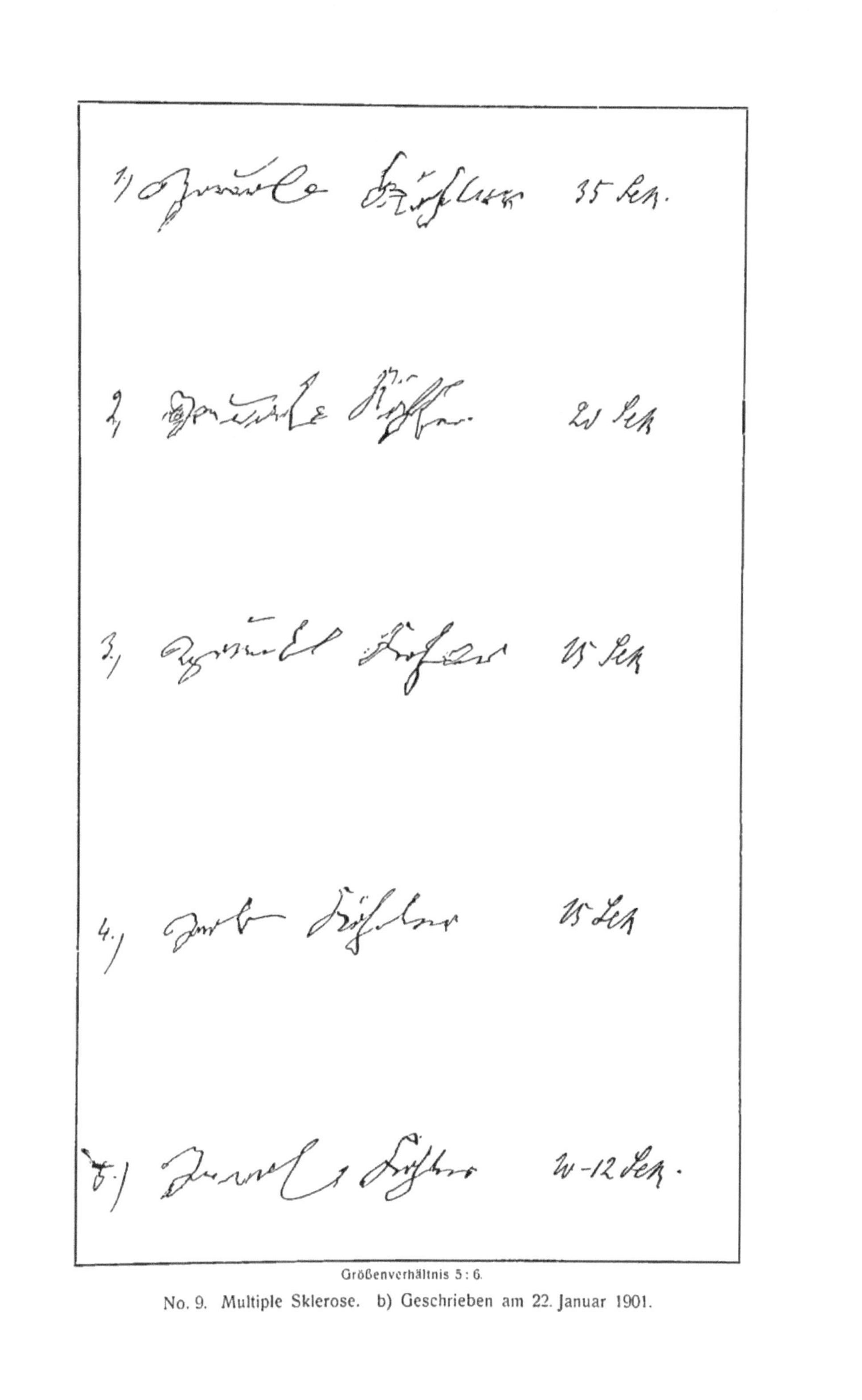

Größenverhältnis 5 : 6.

No. 9. Multiple Sklerose. b) Geschrieben am 22. Januar 1901.

bedeutende Besserung der Schrift gegen die Annahme einer fortschreitenden organischen Erkrankung des Nervensystems, so liegt in der bedeutenden Zunahme der Ataxie in der zweiten Serie dieser Schriftproben ein den chronischen Verlauf anzeigendes Moment, — es sei denn, daß hier ein zweites Mal ein delirium tremens ausgebrochen wäre. Letztere Annahme wird aber durch die große Verlangsamung der Schreibgeschwindigkeit widerlegt, die bei einem Alkoholiker in seiner motorischen Erreglichkeit einfach undenkbar ist. Bei Paralyse endlich würde nach mehr als einem Jahre der Abstand zwischen beiden Schriftproben in den meisten Fällen größer geworden sein.

So kommt für die Diagnose des vorliegenden Falles neben Paralysis agitans, Chorea etc. ganz besonders die multiple Sklerose, welche stets mit heftigen ataktischen Symptomen verläuft, in Frage.

No. 10. Multiple Sklerose.

Krankheitsgeschichte: F. A., 32 Jahre alt, reisender Handwerksbursche. Wurde am 7. November 1900 in verwahrlostem Zustande in die Klinik gebracht. Klagen über Schmerzen und Schwäche in den Füßen und unsicherer Gang. Enorm gesteigerte Patellarreflexe und Fußklonus. Rombergsches Symptom. Monotone Sprache, Aussprache der Laute m, r und s erschwert. Kein Nystagmus. Rechtsseitige leichte Facialis- und Hypoglossusparese. Häufig Zwangslachen. Mäßiger Intentionstremor. Psychisch keine besonderen Abnormitäten, nur etwas Gedächtnisstörung, keine ausgeprägte Demenz. Patient wird am 5. April 1901 wieder entlassen.

Schriftprobe vom 19. Januar 1901. Die Buchstaben sind ungewöhnlich groß und untereinander wieder beständig in Größe und Form wechselnd. Häufige Verschreibungen und Verbesserungen. Sehr viele Schriftzeichen lassen einen welligen Verlauf der Linien erkennen, ohne daß dadurch die ursprüngliche Richtung verändert wird (vergl. den Aufstrich des h in „habe", die 0 in der „10", die Grundstriche der l und b in dem durchgestrichenen und den stehengebliebenen „lebpente", und viele andere). Dagegen erleidet die Richtung einzelner Striche in manchen Buchstaben eine sehr erhebliche Änderung, indem plötzlich Ecken und Winkel in normalerweise geraden oder gebogenen Linien auftreten, oder indem die Ansätze einzelner Schriftzeichen viel zu hoch oder zu niedrig gewählt werden, so daß die Verbindung der auf die Schreiblinie gehörenden Buchstabenteile eine Zickzacklinie ergeben würde. So rückt z. B. das b in „habe" ganz unmotiviert hoch über die Linie hinaus, in dem zweiten e in „lebpente" ist sogar der 2. Grundstrich um mehrere Millimeter höher angesetzt und früher abgebrochen als der erste. Ferner liegt das e in „Bruder" völlig unter der Linie und sein erster Grundstrich ist doppelt so lang als der zweite. Das gleiche gilt auch für fast alle übrigen Buchstaben, deren Größe, Neigungswinkel und Lage zur Horizontalen ebenfalls äußerst wechselnd gestaltet sind. Ferner sind auch einige nicht dahin gehörende

Größenverhältnis 1 : 1.

No. 10. Multiple Sklerose. Geschrieben am 19. Januar 1901.

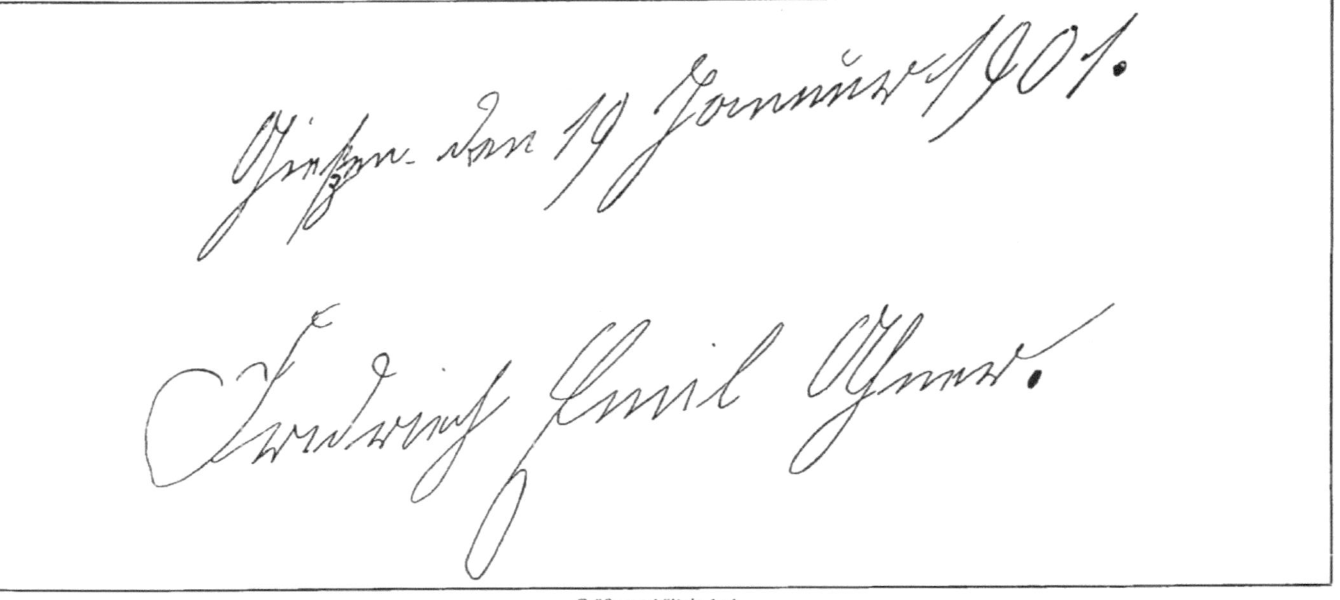

Größenverhältnis 1 : 1.

No. 10. Multiple Sklerose. Geschrieben am 19. Januar 1901.

Zutaten, wie z. B. in dem mittleren e des zweiten „lebpente“, dem e in „den“ u. a. zu beachten.

Die nähere Betrachtung der erwähnten Wellenlinien in einer Reihe von Schriftzeichen läßt diese Störung als einen feinschlägigen Tremor erkennen, der für sich allein die gewollte Richtung der Linien nur wenig beeinflußt. Dagegen beruhen die bedeutenden Unterschiede in der Höhe der Buchstaben und ihrem Abstand von der Schreiblinie auf einer unwillkürlichen Abweichung durch Ataxie. Hiernach erklärt sich auch die auffallende Größe der Buchstaben als absichtliches Korrektionsmittel gegen die lästigen, ununterdrückbaren Ausschläge der Hand im Interesse der Leserlichkeit. Auch greift er aus diesem Grunde am Schlusse der ersten Probe zum Bleistift, da das Schreiben mit Tinte eine gleichmäßigere Lage der Hand verlangt. Durch die Auslassung des „ist“ vor „Bauer“ und „heißt“ vor „Minna“ entsteht eine scheinbare Zusammenhangslosigkeit. Ob diese Auslassung Gedächtnisschwäche bedeutet, muß nach der Schriftprobe unentschieden bleiben, ist aber bei dem Fehlen anderweitiger Auslassungen, Verdoppelungen etc. nicht wahrscheinlich. Demenz höheren Grades läßt sich jedenfalls nicht daraus entnehmen, so daß dies Symptom für Paralyse nicht zu verwerten ist.

Ein wichtiger diagnostischer Wink ist die Schreibart des Wortes „Geschwister“, das er zuerst „Gewieschen“ schreibt und dann in „Geschwischer“ verbessert. Dies entspricht, graphisch ausgedrückt, genau der ataktischen Aussprache schwererer Wörter bei gewissen Krankheiten der Brücke und Medulla oblongata, besonders bei multipler Sklerose. Daß mangelnde orthographische Kenntnisse nicht schuld an der fehlerhaften Schreibweise sein können, beweisen die Verbesserungsversuche. Trotz augenscheinlicher Bemühungen kann er von dem verwaschenen Sch-Laut, der ja auch beim Sprechen von diesen Kranken meist anstatt s, st, ß angewendet wird, nicht loskommen, während er andererseits das einfache Stammwort „Schwester“ ganz richtig schreibt. Ein Paralytiker kann dies Wort ebenso sprechen und schreiben, wird sich jedoch meist nicht mit solchen wohlüberlegten Verbesserungen aufhalten. Die schriftliche Ausdrucksweise steht somit auch hier wieder in engster Beziehung zu den übrigen klinischen Symptomen der Krankheit.

Senile Hirnatrophie (dementia senilis).

Bevor ich einzelne Schriftproben aus diesem Gebiete anführe, muß ich auf die Schwierigkeiten hinsichtlich der Auswahl des Materials hinweisen. Wie z. B. früher die Manie der Sammeltopf war, in welchem alle motorisch erregten Kranken mit Ideenflucht untergebracht wurden, so spricht man bis in die neueste Zeit hinein bei allen Geisteskrankheiten jenseit der 60er Jahre kurzweg von „Alterspsychosen", ohne die klinischen Symptome immer genügend zu würdigen. Nachdem man auch in der Psychiatrie gelernt hat, die klinisch-diagnostischen Merkmale in ihrer prognostischen Bedeutung zu unterscheiden, ist die Zahl der reinen, auf Hirnatrophie beruhenden senilen Demenzfälle sehr erheblich reduziert worden. Für unsere Untersuchungen bildet das Hauptmoment in diesen Schriftstücken neben den besonderen Äußerungen des Schwachsinnes das bekannte „Alterszittern", das ja an sich kein psycho-pathologisches Symptom ist, sondern in der Handschrift eines jeden älteren Geistesgesunden auftreten kann.

Als erste Schriftprobe dieser Art gebe ich daher einen an die Klinik gerichteten Brief eines etwa 55jährigen Herrn wieder, der sich nach dem Befinden seiner Frau erkundigte und mir auf diese Weise willkommenes Material für diesen Atlas lieferte. Der Schreiber ist geistig völlig normal, kein Potator und leistet in seinem Beruf sehr tüchtiges.

No. 11. Physiologischer Tremor bei einem Geistesgesunden.

Es liegt eine fließende, saubere Handschrift vor, in welcher die Buchstaben alle gleichmäßig gebaut und regelrecht zu Worten verbunden sind. Auch der Wortzusammenhang ist grammatikalisch und sachlich ohne Störungen. Und doch ist die Schrift nicht im gewöhnlichen Sinne „normal". Kaum ein Strich ist in dem ganzen Schreiben, der nicht deutliche Spuren eines beständigen heftigen Zitterns zeigte. Aber selbst wenn wir nicht wüßten, von wem das Schriftstück herrührte, so könnte man bei sorgfältiger Betrachtung auch nicht das leiseste Anzeichen einer psychischen Anomalie darin entdecken. Dieser Tremor eignet sich, da er ohne gröbere motorische, koordinatorische und psychische Komplikationen ganz allein auf physiologischer Basis zustande kommt, daher vorzüglich zur Demonstration gegenüber dem mit Ataxie stets mehr oder weniger kombinierten Zittern, z. B. bei Paralyse, multipler Sklerose, Paralysis agitans, Alkoholismus, Chorea etc. Der Unterschied gegenüber allen diesen Erkrankungsformen besteht wesentlich in der trotz des Zitterns genauen Innehaltung der gewollten Linien, die sich keinerlei Abschweifungen, wie sie besonders für Ataxie charakteristisch sind, gestattet, neben dem Fehlen aller durch psychische Erreglichkeit, Intelligenzstörungen etc. verursachten Abweichungen von der sonst gebräuchlichen Anwendung der in der Schrift gegebenen Ausdrucksmittel.

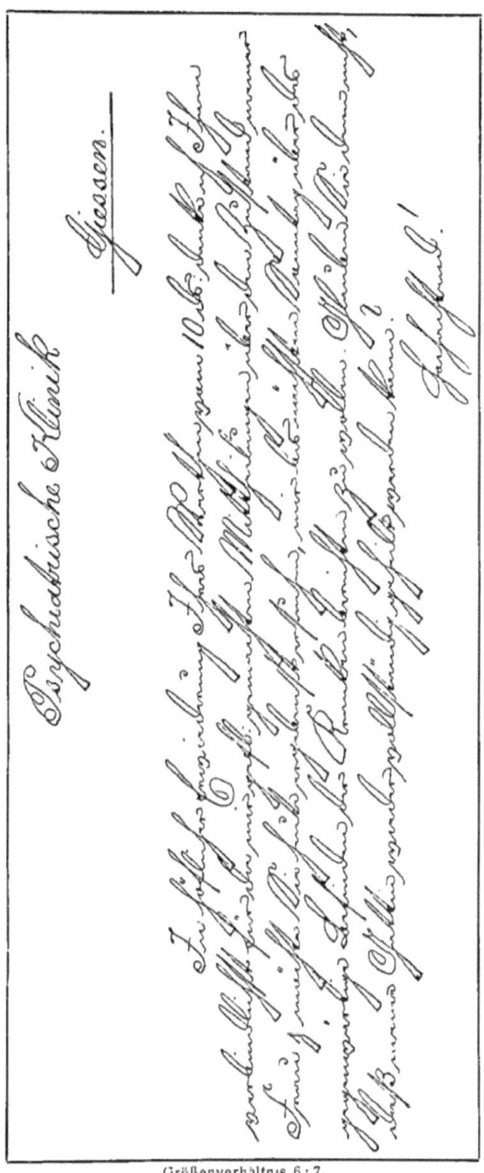

Psychiatrische Klinik

Giessen.

Größenverhältnis 6 : 7.

No. 11. Physiologischer Tremor eines Geistesgesunden.

No. 12. Dementia senilis.

Krankheitsgeschichte: K. S., Landmannswitwe, 62 Jahre alt. Aufgenommen am 28. August 1901 zur Beobachtung. Soll früher stets gesund gewesen sein. Im Februar dieses Jahres Unfall durch Sturz von der Leiter. Sie brach dabei ein Bein; keine Kopfverletzung. Ganz allmählich soll sich hiernach die jetzt bestehende Geistesstörung entwickelt haben. Sie machte alles verkehrt, lief sinnlos umher, stand nachts auf, nahm die Lampe und wanderte damit zuhause herum etc. Zeitweilig auch deprimiert und desorientiert. — Befund in der Klinik: Körperlich nichts besonderes. Keine ausgesprochene Sklerose der fühlbaren Arterien. Psychisch besteht eine starke ängstliche Depression und sehr erhebliche Intelligenzstörungen. Später läßt erstere nach, während die Intellekt- und Gedächtnisdefekte stationär sind. Diagnose: dementia senilis (ausgelöst durch den Unfall).

Schriftproben vom 28. August, 11. September, 10. Oktober und 10. Dezember 1901.

In allen 4 Schriftproben sind Störungen der motorisch-koordinatorischen Sphäre (Ataxie), verbunden mit solchen der Verstandestätigkeit, ausgedrückt. Einzelne Stellen, besonders in c, machen fast den Eindruck, als ob eine zentrale Schreibstörung, wie wir sie bei Herderkrankungen des linken Temporallappens gesehen haben (vergl. No. 4, 6, 7 und 8), vorläge. Bei näherer Betrachtung zeigt es sich jedoch, daß keine wirkliche Paragraphie besteht; denn nirgends ist etwas direkt Unsinniges geschrieben (wie z. B. in No. 8, Abbildung b „Ntrl Anzcige“ statt „neue Anlage“!), sondern es zeigen sich nur Falschschreibungen und Auslassungen, wie sie höchstens bei Paralyse vorkommen könnten. Für die zum Teil sehr groben Störungen in der Schrift bildet die Ataxie nur eine Ursache, sie genügt jedoch nicht, um die fehlerhafte Zusammensetzung der Buchstaben zu Silben und Wörtern zu erklären.

Ob wir hierfür nun einen oder mehrere organische Herde, die zwar die Fähigkeit des geordneten Schreibens nicht zerstört, aber doch

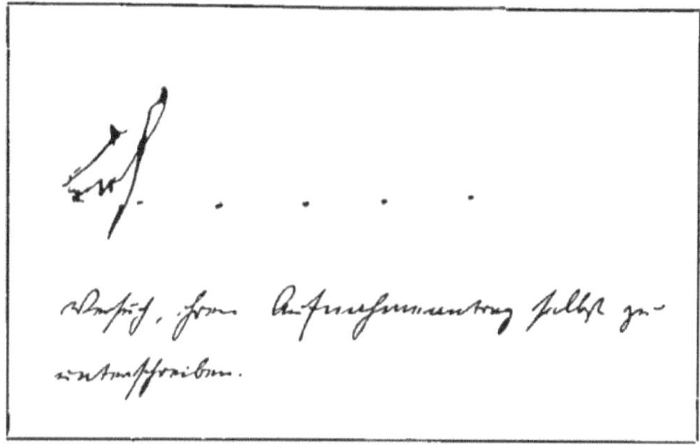

Größenverhältnis 1 : 1.

No. 12. Dementia senilis. a) Geschrieben am 28. August 1901.

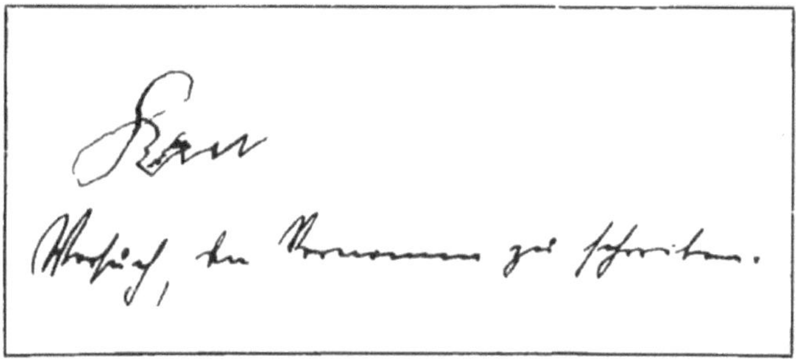

Größenverhältnis 1 : 1.

No. 12. Dementia senilis. b) Geschrieben am 11. September 1901.

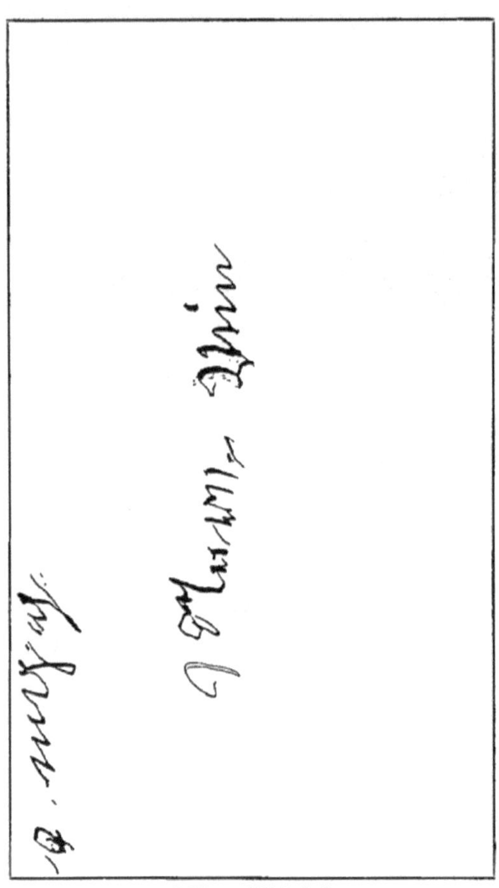

Größenverhältnis 1 : 1.

No. 12. Dementia senilis.
c) Geschrieben am 10. Oktober 1901.

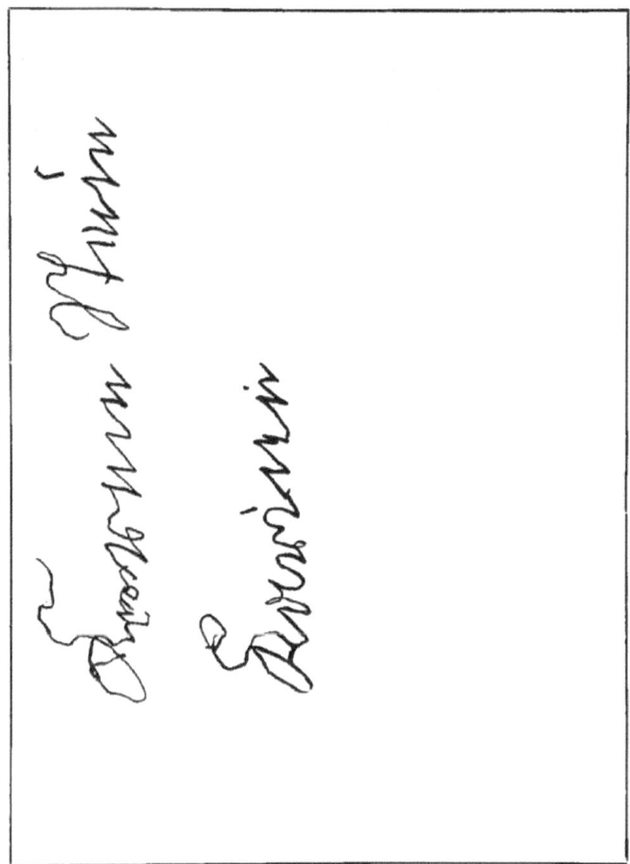

Größenverhältnis 1 : 1.

No. 12. Dementia senilis. d) Geschrieben am 10. Dezember 1901.

beeinträchtigt haben, annehmen wollen oder funktionelle Hemmungen, Gedächtnisstörungen, Intelligenzdefekte etc., ist nach der Schrift allein nicht zu entscheiden. Dauernde Ausfallserscheinungen werden es jedenfalls kaum sein können, da in der letzten Probe eine entschiedene Besserung zu konstatieren ist.

Diesen Auslassungen und Zutaten sind wir auch bei der Paralyse häufig begegnet; besonders unser Fall No. 3 hat mit dem vorliegenden in mancher Hinsicht Ähnlichkeit. Und doch sind die Störungen dieser Schrift ganz anderer Art als bei Paralyse. Ist es dort hauptsächlich das mechanische Wiederholen einzelner Schriftteile oder Auslassungen einzelner Buchstaben an beliebiger Stelle, so sollen die Wiederholungen in diesen Proben Verbesserungen schlecht gelungener Buchstaben und Worte bedeuten (vergl. das g in der ersten Zeile der Probe c; die Wiederholung des Vornamens in d). Dasselbe gilt auch für die Auslassungen, die immer an derselben, anscheinend für die Schreiberin schwierigen Stelle erfolgen. So sind z. B. beide Male in der Probe d nach dem K des Vornamens einige Buchstaben ausgelassen.

Ferner sind auf körperlichem Gebiete weder paralytische, noch Herdsymptome vorhanden. Die klinischen Merkmale der dementia senilis sind dagegen voll ausgeprägt. Unter Zuhilfenahme der klinischen Beobachtungen können wir die Symptome unserer Schriftproben daher nicht mehr auf Paralyse oder eine bestimmte Herderkrankung zurückführen, sondern müssen sie als Erscheinungen eines Demenzprozesses mit ataktischen Koordinationsstörungen auffassen, deren Natur aus den Schriftproben nicht näher zu bestimmen ist.

No. 13. Delirium tremens.

Krankheitsgeschichte: A. K., Handwerker, 43 Jahre alt, aufgenommen den 8. Mai 1902. Trinkt seit einigen Jahren viel Schnaps; hatte vor vier Jahren schon Delirium. Vor fünf Tagen Alkoholexzeß. Danach mehrfach bewußtlos, fing am nächsten Tage an zu toben, sah beständig Ameisen, die an ihn wollten.

Befund: Starker Tremor der Finger, verstärkte Reflexe, Fußklonus. Ferner schwerfällige Sprache, stark belegte Zunge und Herzverbreiterung. Im Urin Albumen; partielle Desorientiertheit. Abends völlig verwirrt, schreit: Hilfe, Feuer! Massenhafte Sinnestäuschungen, alles scheint ihm in Bewegung zu sein. Am zweiten Tage (9. Mai) das gleiche Verhalten. Erst vom dritten Tage an zunehmende Klarheit und beständig fortschreitende Besserung. Am 17. Mai als geheilt entlassen.

Folgende drei Schriftproben sind am 9., 10. und 11. Mai aufgenommen.

a) 2 untereinanderstehende Namensschriften (auf Aufforderung).

In der ersten Zeile sind bestimmte Buchstaben kaum zu unterscheiden. Die Lage derselben, sowie der Wörter zur Horizontalen wechselt beständig, ebenso die Größe der untereinander meist unverbundenen Buchstaben. Unter das Ganze ist ein mißglückter, starke Ataxie verratender Schnörkel gesetzt. Die ataktischen Erscheinungen sind überhaupt das an dieser Schriftprobe am meisten in die Augen fallende. Man erkennt deutlich, wie die den Federhalter führende Hand ruckweise Stöße ausführt, wodurch Striche etc. an ganz falsche, unbeabsichtigte Stellen geraten, z. B. das Zeichen nach dem „d", welches ein r bedeuten soll, und — noch auffallender — im ersten Buchstaben des Zunamens. An diesem „K" ist der Grundstrich gelungen; beim Versuch jedoch, den Verzierungsstrich am oberen Ende desselben anzubringen, fährt die Hand nach oben und beschreibt einen unwillkürlichen Bogen.

Von der paralytischen Schrift (vergl. No. 1, c) unterscheidet sich diese Zeile äußerlich nur wenig, soweit die durch motorische Störungen bedingten Veränderungen in Frage kommen. Es ist jedoch zu beachten, daß der Gedanke, die Absicht, Namen, Datum etc. zu schreiben, nicht während des Schreibens verloren geht, sondern bis zu Ende durchgeführt wird. Auch dürfte man einen so energischen Schlußschnörkel, wie er der motorischen Erreglichkeit, dem Bewegungsdrang des Deliranten entspringt, bei einem hochgradig ataktischen Paralytiker kaum mehr finden (vergl. No. 2).

Außerdem machen in der zweiten Namensniederschrift (unmittelbar nach der ersten geschrieben!) die Schriftzüge einen äußerlich weit geordneteren Eindruck, — ebenfalls ein gegen Paralyse sowohl, als auch gegen schwere Verwirrtheit, z. B. bei epileptischen Dämmerzuständen,

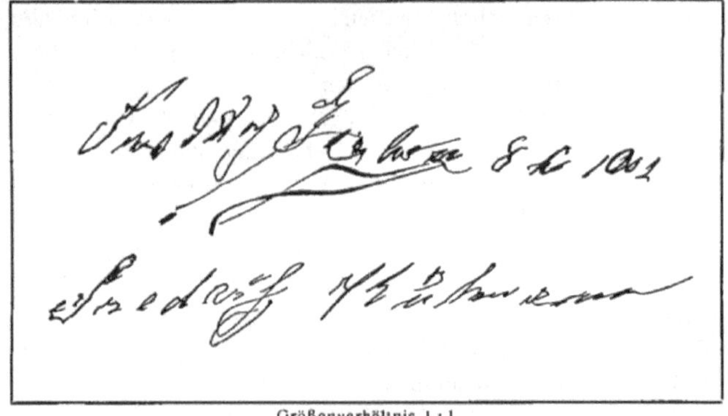

Größenverhältnis 1 : 1.

No. 13. Delirium tremens. a) Geschrieben am 9. Mai 1902.

sprechendes Symptom. Es gelingt dem Kranken augenscheinlich, sich mehr zu konzentrieren und das Zittern der Hand etwas zu beherrschen. In dem ersten Buchstaben, dem „F“, vermag er dies noch nicht, die psychische Anspannung verstärkt sogar anfangs die Ataxie; vom dritten Buchstaben an fällt jedoch diese Zeile formal weit besser aus als die erste. Auch ist die horizontale Linie etwas genauer eingehalten. Dennoch sind auch in der zweiten Zeile schwere Störungen unverkennbar. So ist im Vornamen „Friedrich“ das erste i ausgelassen, desgleichen der zweite Buchstabe des Zunamens, das e vor dem u, und die letzten fünf Buchstaben sind stark verwaschen, haben jeder eine andere Lage zur Horizontalen und weisen einige überflüssige Zutaten auf. Das Auffallendste an beiden Namensniederschriften ist jedoch, daß ein ganz falscher Vorname angegeben ist. In Wirklichkeit (wie auch aus b und c zu ersehen) ist sein Rufname August, und Friedrich ist nur der Nebenname. Psychopathologisch ist diese Auslassung nicht als Ge-

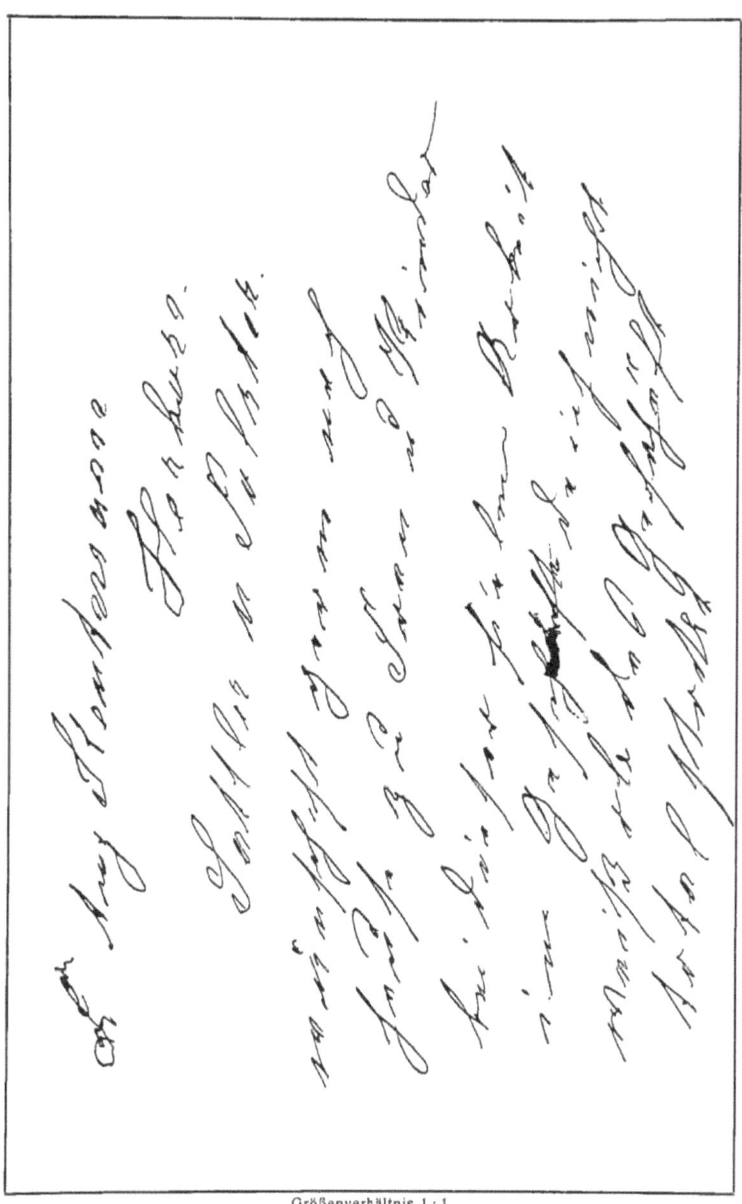

Größenverhältnis 1 : 1.

No. 13. Delirium tremens. b) Geschrieben am 10. Mai 1902.

dächtnisschwäche aufzufassen und mit der Ablenkbarkeit und Gedankenflucht bei leichter Trübung des Bewußtseins zu erklären.

b) Trotz des formal geordneten Aussehens dieser zweiten Schriftprobe finden sich in ihr noch alle an der ersten beschriebenen Störungen: die wechselnde Größe und Form der Buchstaben, die unregelmäßige Linienführung, die Ataxie und die Auslassungen und Zusätze, nur alles in vermindertem Maße. Auch hier ist die Ataxie zu Beginn des Schreibens ausgeprägter, läßt sich jedoch bis zuende verfolgen. Die Auslassungen sind zahlreich, z. B. ist das zweite n im Zunamen, sowie das des Wohnortes nur halb ausgeführt, das u in „Frau" hat keinen U-Haken erhalten; dagegen finden sich in „wünscht" überflüssige Bestandteile. Man beachte ferner, daß der Kranke sich an diesem Tage „Fr. Aug." schreibt, während er noch einen Tag später seinen allein gebräuchlichen Rufnamen „August" andeutet. Der Inhalt beweist zunehmende Klarheit, aber ohne Verständnis seiner eigenen Lage.

c) Wenden wir uns zu der am vierten Tage nach der Aufnahme geschriebenen (auf Aufforderung fingierten) Rechnung, so sind hier Auslassungsfehler und Zusätze vermieden und der grammatikalische Zusammenhang ist völlig gewahrt; das Schriftstück trägt ein fast ganz normales Gepräge. Bei näherer Betrachtung erkennt man jedoch leicht, daß die ataktischen Erscheinungen aus der Schrift noch immer nicht verschwunden sind (vergl. besonders den Strich unter dem Namen und das z in „Fritz"!), was mit der klinischen Beobachtung des Falles durchaus übereinstimmt. Die Zusammenhangslosigkeit der einzelnen Buchstaben scheint eine bleibende Eigentümlichkeit der Handschrift darzustellen, bei welcher man überhaupt den relativ niedrigen Bildungsgrad des Patienten nicht übersehen darf.

Hält man diese drei Schriftproben zusammen, so ergibt sich aus der Analyse derselben, daß eine schwere, dauernde Störung (organische Hirn- und Rückenmarkskrankheit) nicht vorliegen kann, daß es sich vielmehr mit aller Wahrscheinlichkeit um einen Zustand schnell vorübergehender Bewußtseinstrübung mit Störung der motorischen Koordinationsfähigkeit handelt. Ein weiterer Schluß bezüglich der speziellen Diagnose ist natürlich aus der Schrift allein unmöglich. Es sei nur noch darauf hingewiesen, daß die Schriftzüge in postepileptischen Zuständen manche Ähnlichkeit mit der von Alkoholdeliranten aufweisen können (vergl. dazu No. 18), daß jedoch bei letzteren die Ataxie und der Tremor weit stärker ausgebildet zu sein pflegen. Auf die Unterscheidungsmerkmale von der Schrift Paralytischer ist bereits oben hingewiesen worden.

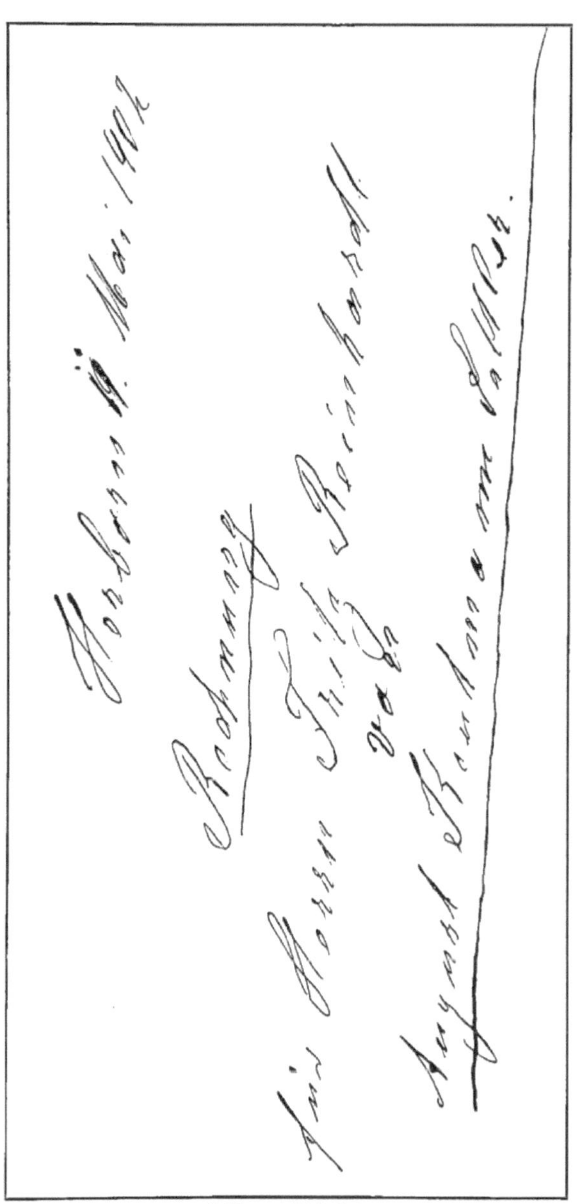

Größenverhältnis 1 : 1.

No. 13. Delirium tremens. c) Geschrieben am 11. Mai 1902.

No. 14. Delirium tremens.

Krankheitsgeschichte: E. K., Arbeiter, 41 Jahre alt, aufgenommen den 5. Dezember 1899. Hat seit vielen Jahren große Mengen Schnaps getrunken. Ausbruch des Delirs nach einer mehrtägigen Krankenhausbehandlung wegen „Magenkrämpfen" am Morgen des 5. Dezember. — Befund: Starker Tremor der gespreizten Finger und der Zunge. Schweißausbruch. L Pupille etwas enger als R, beide reagieren auf Lichteinfall gut. Patellarreflexe erheblich gesteigert. Bei geschlossenen Augen Lidklonus. Psychisch völlig desorientiert, halluziniert heftig; sieht drohende Gestalten, Elephanten, weiße Mäuse etc. in schneller Bewegung. Er hascht danach, läuft hinterher und unterhält sich mit ihnen. Diese Sinnestäuschungen bleiben drei Tage bestehen. Vom 8. Dezember an keine Störung mehr. Am 16. Dezember fällt noch auf, daß die Exkursion der Pupillen auf Lichteinfall nur eine geringe ist, R > L. Die Kniesehnenreflexe lassen sich bei der psychomotorischen Spannung nur schwer auslösen. Der Tremor ist immer noch recht erheblich. Dazu besteht Amnesie für seinen letzten Aufenthaltsort und für die ersten Tage in der Klinik. Im Laufe des Monats verschwinden alle krankhaften Erscheinungen. Am 10. Januar 1900 wird Patient als genesen entlassen.

Schriftproben vom 6. und 9. Dezember.

Der Tremor ist in der ersten Probe sehr bedeutend, an einzelnen Stellen artet er sogar in deutliche Ataxie aus, so in dem e des ersten Wortes, im b von „geboren" und in dem e und n von „den". Dennoch verlieren die Buchstaben dadurch weder ihre Leserlichkeit, noch nehmen die Zittererscheinungen nach dem Ende hin an Heftigkeit zu. Auslassungen und Wiederholungen finden sich ebenfalls nicht, nur ist ein Buchstabe an falsche Stelle gesetzt, und zwar auffallenderweise im eigenen Namen (Kürger statt Krüger). Ferner sind in dem e und n von „den" einige überflüssige Striche gemacht, die wahrscheinlich auch ataktischen Ursprunges sind.

In der Zusammensetzung der einzelnen Schriftteile ist weiter nichts Auffallendes zu bemerken. Außer mit der paralytischen Handschrift ist die Ähnlichkeit dieser Schriftprobe mit der in No. 9 abgebildeten Schrift bei multipler Sklerose unverkennbar. Erst das Nachlassen des

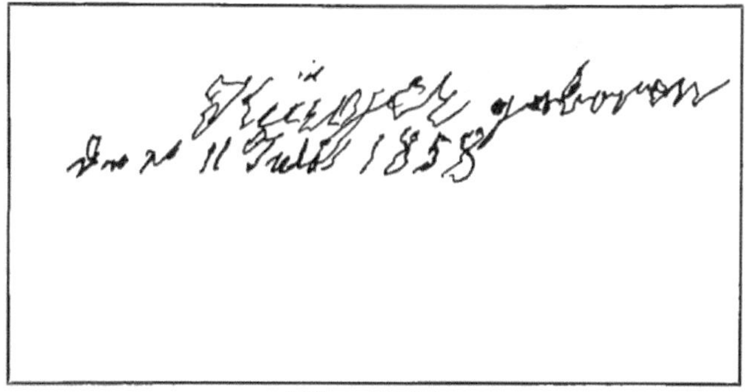

Größenverhältnis 1 : 1.

No. 14. Delirium tremens. a) Geschrieben am 6. Dezember 1899.

Tremors und die dadurch bewirkte Besserung in der zweiten Probe erbringen den Gegenbeweis, da bei Rückenmarkssklerose die Unsicherheit bei intendierten Bewegungen in wenigen Tagen keine solche Änderung erfahren kann.

Der erste Buchstabe der Probe b zeigt noch immer recht erhebliche unwillkürliche Abweichungen von der normalen Form; bei allen übrigen ist der Fortschritt zum Bessern im Vergleich mit a sehr groß, wenngleich die Tremorerscheinungen und stellenweise auch die Ataxie (z. B. im z von „zu") noch immer nicht verschwunden sind. Eine Verstellung von Buchstaben oder ähnliche Fehler kommen nicht mehr vor.

Wie schon aus der Anamnese hervorgeht, waren bei diesem Fall einige Symptome vorhanden, die den Verdacht auf beginnende Paralyse lenkten. Die erste dieser beiden Schriftproben ist auch durchaus geeignet, diesen Verdacht zu unterstützen. Wenn auch außer der erwähnten Verstellung zweier Buchstaben keine Sinnfehler auftreten, so ist dieser eine, als im Eigennamen des Kranken vorkommend, ziemlich gravierend und ferner die Ataxie bedeutend genug, um Paralyse nicht unwahrscheinlich zu machen. Nach der zweiten Probe wird man jedoch kaum noch diesen Gedanken aufrecht erhalten können; denn außer

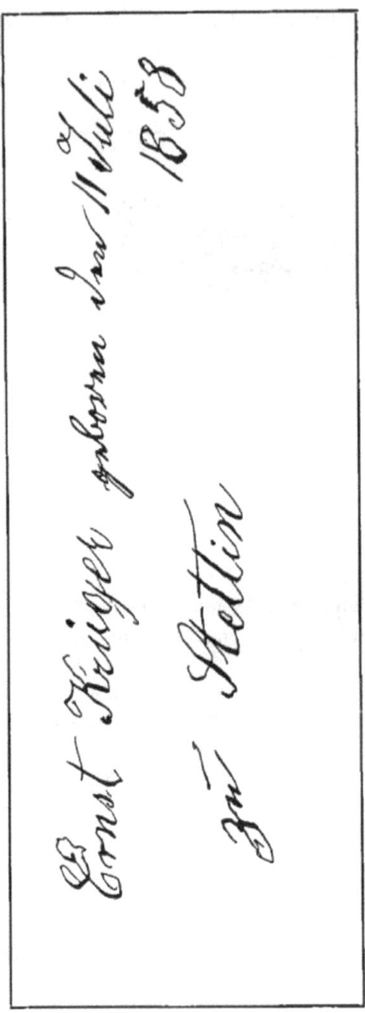

Ernst Krüger geboren den 11 Juli 1858
zu Stettin

Größenverhaltnis 1 : 1.

No. 14. Delirium tremens.
b) Geschrieben am 9. Dezember 1899.

den gekennzeichneten motorischen Störungen ist die Schrift so klar und fehlerfrei, daß ein Paralytiker kaum der Verfasser sein kann.

Wie die Schrift bei einer unter dem Bilde des delirium tremens versteckten Paralyse in Wirklichkeit aussieht, geht aus dem folgenden Fall hervor. Die Berücksichtigung der schriftlichen Äußerungen gehört in solchen Fällen unbedingt zu einer erschöpfenden klinischen Untersuchung, da durch sie für die Frühdiagnose der Paralyse, wie auch um diese auszuschließen, wertvolle Fingerzeige gewonnen werden können.

No. 15. Delirium tremens bei progressiver Paralyse.

Krankheitsgeschichte: J. K., gewesener Küfer, 51 Jahre alt. Wird am 22. November 1900 von Schutzleuten in äußerst verwahrlostem Zustande der Klinik zugeführt. Zeigt das typische Bild eines Alkoholdeliranten. Sieht massenhafte kleine Tiere, die er vom Bett und der Bekleidung abzuwischen sucht, nach denen er greift, schlägt und spuckt. Dabei äußert er seine Zufriedenheit über die Zahl der bereits erlegten Tiere. Befund: Gesteigerte Patellarreflexe, Rombergsches Phänomen, links reflektorische Pupillenstarre, rechts träge Reaktion. Starkes Silbenstolpern. Nach einigen Tagen (27. Nov.) wechselt das Bild. Kaum noch Ataxie beim Stehen, Sprachstörung fast verschwunden; reflektorische Pupillenstarre jetzt rechts, links träge Reaktion. — Da demnach die Pupillenstarre wechselnd ist und auch bei Intoxikationen vorkommt, so begnügt man sich vorerst, das Delir bestimmt zu konstatieren, während sich der Verdacht auf progressive Paralyse noch nicht beweisen läßt.

Zwei Schriftproben vom 23. Nov. und eine vom 2. Dez. 1900. In dieser ganzen Zeit bleibt der Kranke fast beständig in dem gleichen Zustand.

a) Der Patient wird aufgefordert, seinen Namen zu schreiben. Er nimmt lebhaft den dargebotenen Stift und beginnt mit demselben Eifer seine Schreibtätigkeit, mit der er bisher die imaginären Tiere erschlagen hatte. In kurzer Zeit hat er ein halbes Dutzend Blätter „verarbeitet", von denen hier zwei wiedergegeben sind.

Sehen wir uns nun diese Produkte etwas näher an, so fühlen wir sofort den Gegensatz zu den beiden vorhergehenden Schriftproben von Deliranten heraus. Selbst in der ersten von diesen (No. 13), so hochgradige Störungen sie auch zeigt, macht sich nicht die hier herrschende Direktionslosigkeit bemerkbar. Es läßt sich dort immer noch ein Sinn erkennen, ein Wille, etwas Bestimmtes auszudrücken.

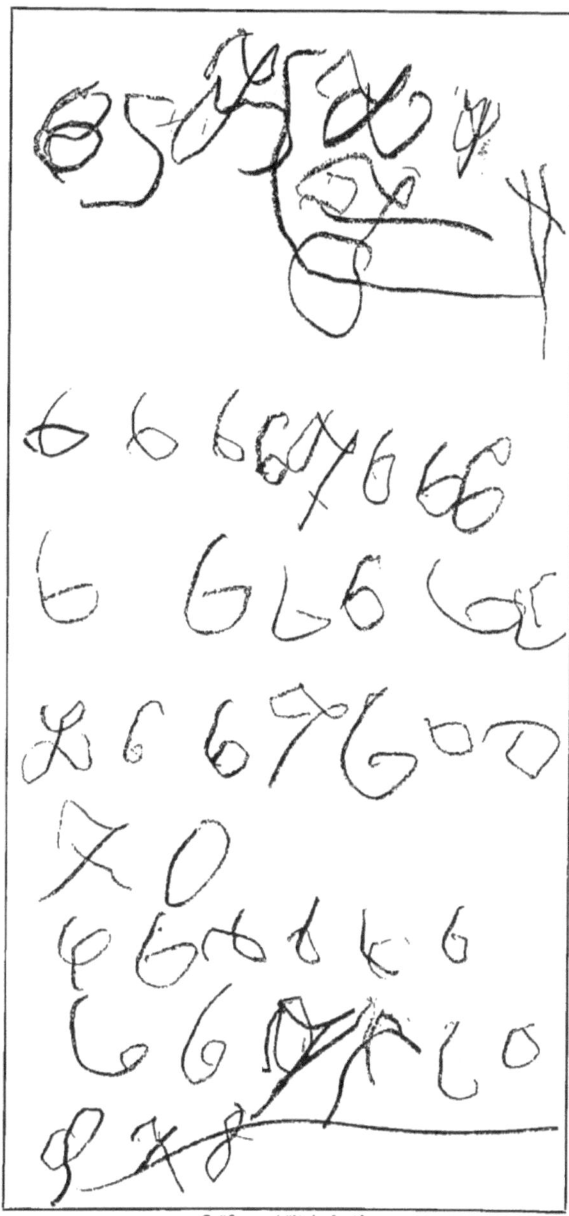

Größenverhältnis 9 : 10.

No. 15. Delirium tremens bei progressiver Paralyse.
a) Geschrieben am 23. November 1900.

Was uns hier entgegentritt, bedeutet ein gänzliches Versagen dieser Fähigkeit, ein aller psychischen Hemmungen bares, von Vorstellungen losgelöstes Erzeugnis des motorischen Dranges.

Im einzelnen braucht dies „Schriftstück" kaum erläutert zu werden, es spricht für sich. Einen Anklang an die gestellte Aufgabe, seinen Namen zu schreiben, findet man in einem J (Johannes) in der Mitte der obersten Reihe, dessen Grundzüge in den folgenden Schnörkeln noch dreimal verwendet werden. Ganz vorn steht eine 6, die aus irgend einer gekrümmten, inhaltslosen Linie „verbessert" worden ist. Das übrige besteht aus sinnlosen, starke Ataxie verratenden Schmierereien. Auf dem zweiten, hierunter abgebildeten Zettel bildet diese 6 eine Art „Leitmotiv" Nur stehen diese Wiederholungen in ihrer regellosen Unordnung und ihrer ataktischen Schreibweise — große und kleine 6, nach rechts, nach links und auf dem Rücken liegend, bald abgerundet und auseinander gezogen, bald eng gedrängt und eckig; einige als 6 nur duch Vergleichung mit den anderen erkennbar — in einem fundamentalen Gegensatz zu den katatonischen Iterativen. (Vergl. No. 28.)

Die zweite, am 2. Dezember aufgenommene Schriftprobe bietet die in a) geschilderten Verhältnisse, nur womöglich noch in verstärktem Maße. Der Vorgang ist ebenfalls dem vom 23. November analog.

Der im Bett liegende und in lebhafter sprachlicher und motorischer Erregung befindliche Kranke ergreift hastig den Bleistift und beginnt in planloser Flucht die ganze Bogenseite zu beschmieren, wobei er oft das Blei zum Munde führt, es befeuchtet und dann mit frischen Kräften weiterschreibt. Unter den zu Papier gebrachten Zeichen sind wieder Zahlen die Hauptsache. Diesmal wird die 8 bevorzugt; dann kommt die 7 und, nach der Häufigkeit erst an dritter Stelle, die aus a) bekannte 6. Die Zahlen nehmen in dieser Probe noch verzerrtere Formen an, als in der vorigen. Ist das erste Zeichen, eine Art von 7 mit langem Querstrich (oder auch wieder ein J?), schon ungebührlich groß und kaum mehr als „Schrift" zu bezeichnen, so verliert der Schreiber nach der dritten Zeile anscheinend überhaupt das Bewußtsein der Schreibtätigkeit und, nur seinem motorischen Drange folgend, malt er eine fortlaufende groteske Wellenlinie aufs Papier.

Bei den beiden letzten Nummern (13 und 14) zeigte sich schon wenige Tage nach Beginn der durch den Anstaltsaufenthalt bedingten Abstinenz eine durch die Vergleichung der schriftlichen Äußerungen überzeugend illustrierte Besserung der körperlichen (motorisch-koordinatorischen) und psychischen Störungen. Daß jetzt, zehn Tage nach der Aufnahme, die Schrift nicht besser, sondern schlechter ge-

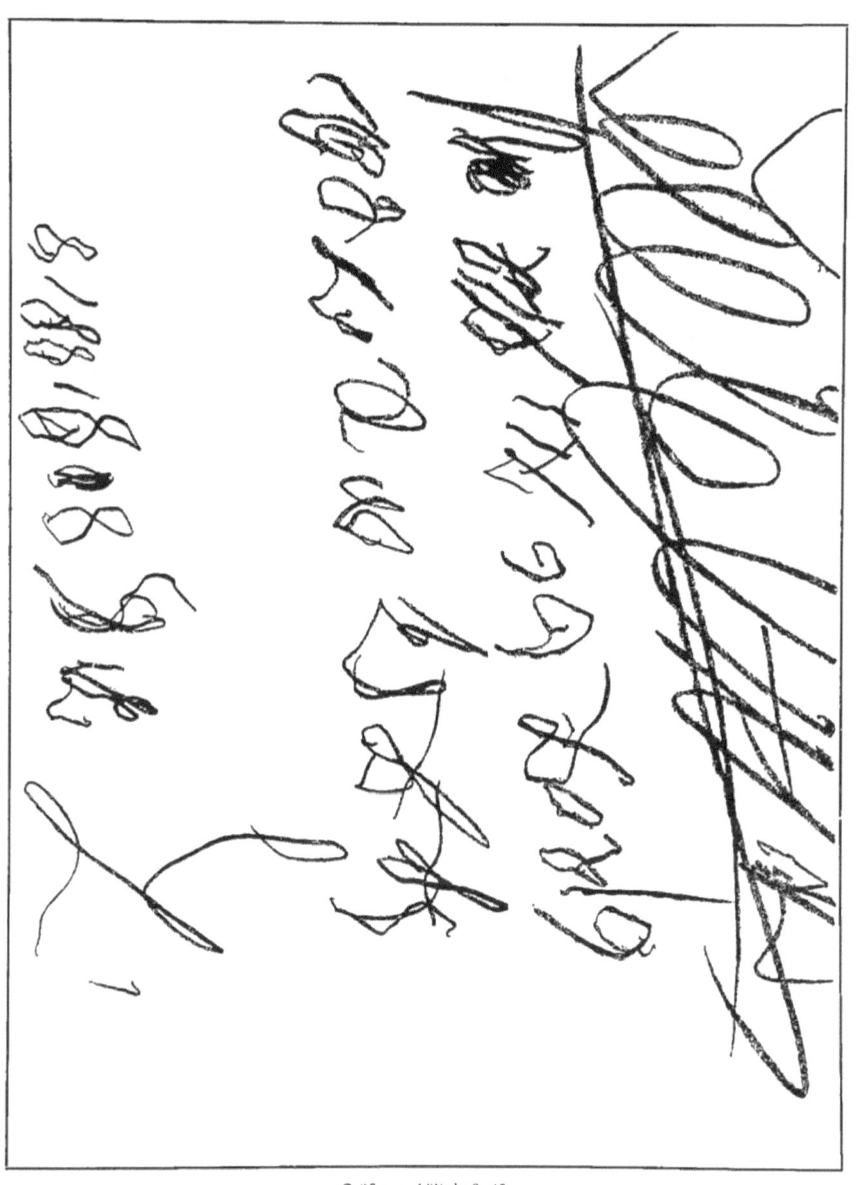

Größenverhältnis 9 : 10.

No. 15. Delirium tremens bei progressiver Paralyse. b) Geschrieben am 2. Dezember 1900.

worden ist, muß sehr verdächtig erscheinen und im Verein mit den erwähnten tabischen Symptomen, trotz deren wechselndem Verhalten, ein reines Alkoholdelirium immer unwahrscheinlicher machen.

Der weitere Verlauf bestätigt dies. Nachdem der Kranke noch bis zum 7. Dezember, im ganzen also 16 Tage, die Symptome des delirium tremens unverändert geboten hatte, wurde er ruhiger und klarer. Aber die Pupillenstarre und die Ataxie (Rombergsches Phänomen) verschwanden nicht, auch konnten jetzt sehr ausgedehnte Intelligenzdefekte nachgewiesen werden. An dem Bestehen einer hinter der alkoholischen Erkrankung versteckten Paralyse war somit nicht mehr zu zweifeln.

Dieser und der vorige Fall, bei welchem ebenfalls im Anfang Verdacht auf Paralyse bestand, sind in hohem Maße geeignet, die Wichtigkeit der Schriftuntersuchung darzutun. Bei einer Vergleichung beider erscheint die Handschrift gradezu als Indikator für die Prognose.

No. 16. Verwirrtheit nach Infektionskrankheit.

Krankheitsgeschichte: N. V., Landmannsfrau, 34 Jahre alt; aufgenommen am 24. April 1902. Keine erbliche Belastung, keine ernsteren früheren Erkrankungen. Im November 1901 partus mit Dammriß, der schlecht heilte und lange eiterte. März 1902 fieberhafte Allgemeinerscheinungen mit Ausbruch eines pustulösen Ekzems (impetigo contagiosa). Nach Rückgang dieser infektiösen Krankheit langsames Einsetzen der psychischen Störungen, die sich im Laufe des April steigerten. — Befund: An Händen, Unterarmen und großen Labien befinden sich noch Reste der impetiginösen Hauterkrankung; Entzündung und eitrige Sekretion der Vulva. Erosionen der portio vaginalis; chronische Endometritis. Psychisch bietet Patientin das Bild völliger Verwirrtheit; örtliche und zeitliche Desorientiertheit, Personenverkennung, starke sprachliche Erregung mit äußerst inkohärenten Reden. Temperatur bei der Aufnahme 37,9. Später immer normal. — Nach lokaler Behandlung Nachlaß der Eiterung. Schnelles Schwinden der psychischen Symptome. Am 22. Mai als genesen entlassen.

Schriftproben vom 28. April und 16. Mai 1902.

a) Nur mit Mühe läßt sich die Kranke, welche heute schon viel klarer ist als vor vier Tagen bei ihrer Aufnahme, zum Schreiben bewegen. Sie verfaßt dann den unter a wiedergegebenen Brief an ihren Mann.

Die Buchstaben sind, besonders im Anfange, leidlich korrekt; später werden sie vielfach leicht ataktisch, z. B. in der fünften Zeile das zweite l in „soll“, in der achten Zeile das ß in „daß“; dazu der in dem „Viel“ der letzten Zeile angebrachte hakenförmige Aufstrich u. a. Im allgemeinen sind die Schriftzeichen richtig zu Worten zusammengesetzt. Die horizontale Linie ist zuerst innegehalten. Mit der zunehmenden Verschlechterung der Schrift aber weicht auch die Richtung der Linien langsam von der Horizontalen nach unten ab. Die Sätze sind gleichfalls in ihrer Konstruktion nicht auffallend inkorrekt bis auf den Schluß, dessen zwei letzte Sätze den Zusammenhang der einzelnen Worte vermissen lassen.

Wir müssen bei dieser Analyse qualitativ verschiedene Arten von Fehlern auseinander halten. Die einen sind orthographischer und grammatikalischer Natur und entspringen mangelnder Bildung. Diese bleiben hier unberücksichtigt. Schwieriger ist die Trennung der „Flüchtigkeitsfehler", die zum Teil ebenfalls durch Unkenntnis, Mangel

Größenverhältnis 1 : 1.

No. 16. Verwirrtheit nach Infektionskrankheit. a) Geschrieben am 28. April 1902.

an Übung etc. zu erklären sind, teils aber mit der gegenwärtigen Krankheit zusammenhängen. Einige andere Fehler sind endlich direkt und allein abhängig von der Art der psychischen Störung.

Da sind zuerst einige sinnentstellende Auslassungen und andere „Schreibfehler", die schwerlich aus der Ungewandtheit im Schreiben abgeleitet werden können. Z. B. im ersten Satze „ich weiß gar wo ich bin", statt „garnicht"; ferner „jar" statt „ja"; „nein" statt „mein"; „krantheit" statt „Krankheit"; „immann" statt „niemand" (?); „schließer" statt „schließen". Was in der vorletzten Zeile nach „was der Ignaz" ausgelassen wurde, ist nicht zu rekonstruieren. In der letzten Zeile dagegen fehlt augenscheinlich ein „Ich denke" vor „viel an dich". Auslassungen, wie z. B. in „spazien" (statt „spazieren"), in „I—naz" und „Jos—phine" werden dabei nicht angerechnet. An anderen Stellen sind die Auslassungen noch bemerkt und verbessert. Dabei entsteht in der drittletzten Zeile eine zwiefache Wiederholung, anscheinend infolge von Nachwirkung eines kurz zuvor geschriebenen Wortes. In dem Satze „mache nur daß das nicht macht" stand zuerst an Stelle des „macht" ein zweites „nicht", welches dann ohne jeden Sinn durch eine nochmalige Anwendung des Verbums „machen" ersetzt wird. Auch Buchstabenverdoppelungen kommen vor, so wird z. B. „ich" zweimal mit Doppel-i geschrieben.

b) In dieser Probe sind keine ataktischen Erscheinungen mehr wahrnehmbar; auch ist die Linienführung genauer geworden. Keine Auslassungen, Verbesserungen und Durchstreichungen mehr. Die Zusammensetzung der Worte zu Sätzen erfolgt durchweg richtig und sinngemäß. Zwei auffallende Fehler sind jedoch auch hier zu verzeichnen: in „Joseph" ist das e fortgelassen und in der ersten Zeile ist „wir" statt „mir" geschrieben. Da sich jedoch sonst nichts, was auf einen krankhaften psychischen Zustand schließen lassen könnte, hier vorfindet, so müssen wir die lückenhafte Bildung und Erziehung der Schreiberin dafür verantwortlich machen. Es ergibt sich hieraus nur die Notwendigkeit einer sehr vorsichtigen Beurteilung ähnlicher Fehler in der ersten Probe.

In zeitlicher Reihenfolge treten in diesen beiden Schriftproben die gleichen Erscheinungen auf wie in No. 13 und 14; es werden nämlich Störungen der motorischen und psychischen Konzentrationsfähigkeit beobachtet, die sich nach einiger Zeit verlieren. Nur sind die ataktischen Störungen dort viel gröberer Art und verschwinden auch nicht so schnell wie hier. Von den vorübergehenden Störungen der Geistestätigkeit mit Bewußtseinstrübung kommt hier vor allen Dingen ein epileptischer Dämmerzustand in Betracht. Und in der Tat ist aus der Schriftprobe nicht zu ersehen, ob nicht ein solcher vorgelegen hat. So tief, wie im folgenden Falle (No. 17), kann die Bewußtseinsstörung hier nicht gewesen sein, da es der Kranken noch gelingt, nicht nur richtige Worte zu produzieren, sondern sie auch in leidlich logischen Zusammenhang zu bringen, was bei stärkerer Verwirrtheit nicht möglich wäre. Man gewinnt vielmehr aus der ersten Probe den Eindruck, als ob die Schreiberin aus einem solchen Zustande der Verwirrtheit langsam erwache, allgemein orientiert sei, sich aber noch nicht ganz konzentrieren könne und so Richtiges mit

Gießen den 16ten Mai 1902

Lieber Joseph!

Ich will dir mittheilen, geht mir aber gut. Ich wünschte ich werde bald abgeholt.

Gruß

Größenverhältnis 1 : 1.

No. 16. Verwirrtheit nach Infektionskrankheit. b) Geschrieben am 16. Mai 1902.

Falschem vermenge. Nach der Anamnese wissen wir nun, daß es sich in diesem Falle nicht um Epilepsie, sondern um eine Psychose mit vorübergehender Bewußtseinsstörung nach einer Infektionskrankheit handelt. Nach der Schrift würde man sich mit der Diagnose „Verwirrtheit" begnügen müssen.

No. 17. Verwirrtheit.

Krankheitsgeschichte: G. H., Schmied, 37 Jahre alt; aufgenommen am 20. September 1900. Keine erbliche Belastung; als Kind keine Krämpfe. Diente, heiratete, hat gesunde Kinder und war stets gesund. Am 15. September 1900 plötzlicher Ausbruch von Geistesstörung. War verwirrt und ängstlich, redete irr und war zwischendurch stark depressiv. Auch soll er Fieber gehabt haben. — Körperlich nichts Auffallendes. Es wechseln in der ersten Zeit die allerheftigsten Erregungszustände und völlige Desorientiertheit ab mit Zeiten der Ruhe und relativer Klarheit. Amnesie für die Erregungen. Am 18. Oktober tritt ein universelles Exanthem mit Fieber auf, das sich später abschuppt. Blutige Stühle. Dabei Wiederauftreten von ängstlichen Erregungen. Allmählich Besserung und völlige Heilung. Entlassen am 15. November 1900.

Schriftproben vom 21. September und 13. Oktober 1900.

a) Die vier Zeilen des Schreibens sind ungleich lang, verlaufen in verschiedenen Richtungen und die Buchstaben in ihnen haben verschiedene Größe. Schon in der ersten Zeile strebt die vordere Hälfte schräg nach aufwärts, um dann wieder in die Horizontale umzubiegen. Die dritte und vierte Zeile folgen jedoch diesem Zuge nach oben ohne Widerstand. Die Buchstaben in den beiden letzteren Zeilen sind gleichfalls äußerst unregelmäßig geformt und zeigen zuletzt sogar einige ataktische Abweichungen, so z. B. in dem S und pp des letzten Wortes („Sepp"). Diese motorischen Erscheinungen sind in der bisher unberücksichtigten Unterschrift noch deutlicher ersichtlich. Überhaupt ist es gerade die Unterschrift, welche auf den ersten Blick den pathologischen Charakter des Schriftstückes erkennen läßt. Kräftig beginnend, bricht die Schrift, noch bevor der Nachname ganz vollendet wurde, plötzlich ab und verliert sich in zittrigen, nur halb leserlichen Strichen in starker Flucht nach oben.

Fangen wir jetzt mit unserer Untersuchung bei der ersten Zeile an, so wird es schon hier klar, daß der Schriftzusammenhang bereits

Größenverhältnis 5 : 6.

No. 17. Verwirrtheit. a) Geschrieben am 21. September 1900.

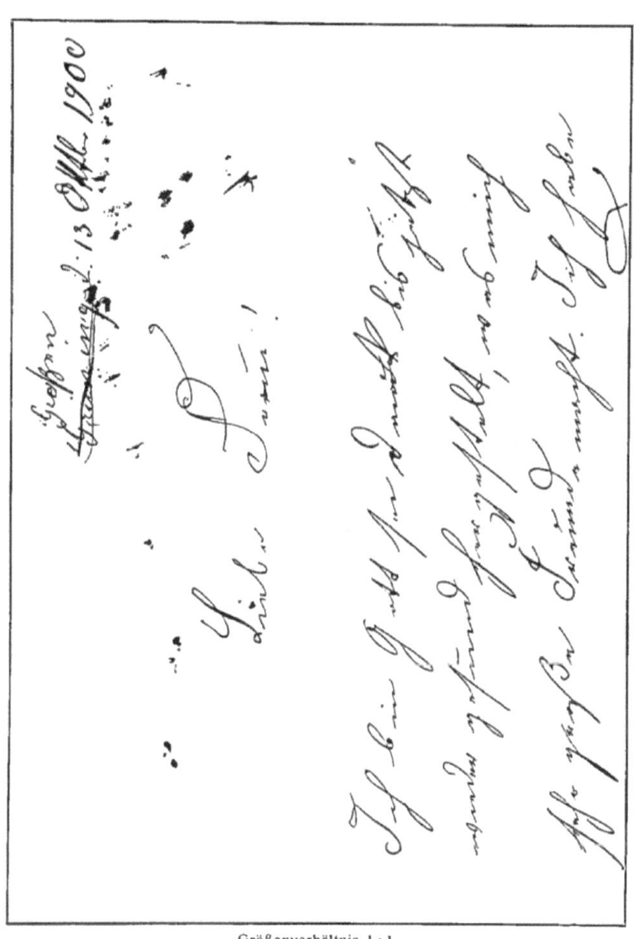

Größenverhältnis 1 : 1.

No. 17. Verwirrtheit. b) Geschrieben am 13. Oktober 1900.

auf einer relativ niedrigen Stufe, nämlich der Zusammensetzung der Buchstaben zu Silben und Wörtern, ja, an einigen Stellen sogar noch früher, in den Buchstaben selbst, versagt. Für letztere Erscheinung liefert schon die erste Zeile mehrfache Beläge. Mag, so unwahrscheinlich es auch ist, der erste Buchstabe des dritten Wortes noch als ein beabsichtigtes Y gelten, den drei letzten Zeichen der Reihe ist eine Bedeutung jedenfalls nicht zuzuerkennen. Dasselbe muß von den ersten Buchstaben des letzten Wortes der zweiten Zeile und von verschiedenen Buchstaben der Unterschrift konstatiert werden.

Dafür, daß sich die Buchstaben ferner nicht regelrecht zu Worten vereinigen, braucht man nach Beispielen nicht zu suchen, wohl aber für das Gegenteil. So sind in der ersten Zeile nur zwei Wörter, „der" und „Ein", richtig gebildet, in der zweiten und dritten gar keins, in der vierten „ich" und „würde" (beide mit ataktischen Störungen!) und endlich in der Unterschrift nur der Vorname „Georg". Der Wortzusammenhang ist nirgends gewahrt und läßt sich auch nicht mit Zuhilfenahme der Phantasie rekonstruieren.

b) In dem drei Wochen später geschriebenen Briefe sind die in a) beschriebenen pathologischen Erscheinungen geschwunden. Daß er in der Ortsangabe zuerst nicht „Gießen", sondern seinen Wohnort angibt, ist eine auch im Normalen alltägliche Beobachtung, die jeder schon an sich selbst gemacht hat. Auch seine Versicherung, daß ihm seine Besserung „große Freunde" mache, wird man nicht buchstäblich nehmen und als „Wahnidee", sondern vielmehr als Schreibfehler auffassen. Die schlechte Rechtschreibung und stilistische Ungewandtheit bedarf keines Kommentars.

Es war bereits bei der Besprechung der Schriftproben einer Verwirrten nach Infektionskrankheit (No. 16) gesagt worden, daß aus der Schrift ein Unterschied mit einem epileptischen Dämmerzustand nicht nachgewiesen werden könne, daß vielmehr hauptsächlich die Anamnese für die Diagnose bestimmend sei. So können wir auch hier sagen, daß unser Patient nach seinen beiden schriftlichen Äußerungen sowohl einen epileptischen Dämmerzustand, als auch sonst einen Zustand von Verwirrtheit gehabt haben kann. Nach der Anamnese, in welcher ausdrücklich mitgeteilt wird, daß er früher nie Krämpfe oder ähnliches geboten und daß er am Tage seiner Erkrankung Fieber gehabt habe, ferner im Hinblick auf die in der Krankengeschichte erwähnte Abschuppung der Haut, die blutigen Entleerungen etc. möchte ich fast das letztere annehmen.

No. 18. Epilepsie.

Krankheitsgeschichte: M. J., 30 Jahre alt, Musiker. Aufgenommen am 16. Oktober 1896. — Mit 28 Jahren erstes Auftreten von epileptischen Krämpfen. In der Klinik gelangten sehr zahlreiche Anfälle zur Beobachtung, die alle den ausgesprochenen Charakter einer genuinen Epilepsie trugen. Nach den Anfällen häufig kurz dauernde Bewußtseinsstörung, einige Male auch Dämmerzustände mit starker Erregung. Seit Sommer 1901 Häufung der Anfälle mit zurückbleibenden Lähmungen. 31. Oktober 1901 exitus letalis. (Über Ausgang und Sektionsbefund s. unten.)

Die Schriftproben sind nach einem am 5. Oktober 1898 aufgetretenen Krampfanfalle angefertigt. Sie stammen aus einer größeren, 16 Nummern umfassenden Serie, welche in der Weise aufgenommen wurde, daß der Patient zuerst nach Diktat schreiben und, nachdem er etwas klarer geworden, bekannte Verse etc. niederschreiben mußte. Der Anfall begann um 12 Uhr Mittags, um $12.^{10}$ waren die Krämpfe vorbei. Von jetzt an wurde eine Probe nach der anderen abgefaßt. Aus der so gewonnenen Reihe sind fünf Nummern ausgewählt, von denen die ersten beiden etwa $12.^{10}$—$12.^{12}$, c und d, $12.^{20}$—$12.^{22}$, e, endlich $12.^{35}$ aufgeschrieben sind.

Die beiden ersten Schriftproben stellen Reaktionen dar auf den mündlichen und schriftlichen Befehl, „Schreiben Sie: Ich weiß nicht!“ No. a besteht aus zwei stark nach unten verlaufenden Zeilen, von denen die erste, nachdem der Rand des Papiers erreicht wurde, senkrecht an diesem herunter fortgesetzt worden ist. Gleich der erste Buchstabe ist unverständlich; er besteht aus zwei spitzwinklig sich treffenden, gebogenen Grundstrichen, die die Form eines O andeuten. Dann folgt eine aus den mehrfach vertretenen Buchstaben e, r, h, a, t und s bestehende Zeile, in welcher die genannten Buchstaben anfangs groß und deutlich erscheinen, dann aber an Größe und Leserlichkeit immer mehr abnehmen, bis die letzten, übereinander stehenden Zeichen nicht mehr erkennbar sind. Die Buchstaben der zweiten Zeile sind noch schlechter geschrieben als die der oberen. Der erste derselben scheint ein großes deutsches K vorzustellen. Dann treten wieder die Buchstaben a (das erste gleichfalls deutsch), t und h mehrfach nacheinander

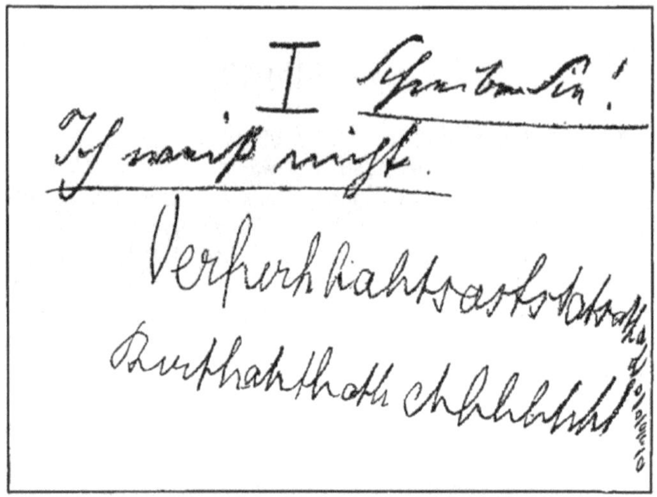

Größenverhältnis 1 : 1.

No. 18. Epilepsie. a) Geschrieben am 5. Oktober 1898 Mittags 12 Uhr 10 Min.

auf. Der letzte Teil der Zeile wird schließlich aus sieben immer undeutlicheren h-Zeichen gebildet. Eine grammatikalische Zusammenfügung zu Silben, Wörtern und Sätzen ist nirgends vorhanden.

Das gleiche gilt für b. Die ersten Buchstaben sind mit besonders kräftigen Bleistiftstrichen angesetzt. Von Zeile zu Zeile löst sich jedoch die Form der Buchstaben immer mehr auf, so daß man bei der letzten zweifelhaft sein könnte, ob die gleichmäßig wiederholten Striche Reste von Buchstaben oder sinnloses Gekritzel darstellen sollen. Im Zusammenhang mit den übrigen Zeilen wird es jedoch klar, daß der in der dritten Reihe zuerst auftretende Buchstabe k mechanisch, ungefähr in seinen Umrissen, bis zuletzt weiter gemalt wird. Es kommen aber schon gleich im Anfange Wiederholungen vor; so in der ersten Zeile viermal „tig", in der zweiten Zeile viermal „gin" neben mehreren dazwischenstehenden i und u. Die übrigen Reihen werden sodann vom k beherrscht, zu dem in Zeile 3 und 4 noch das aus der ersten und zweiten übernommene i hinzutritt. Auch hier ist von einem Zusammenhange der einzelnen Zeichen nicht die Rede.

Schon in der Analyse von paralytischen Handschriften sind wir den Ursachen der auffälligen Wiederholung von Buchstaben, Silben und Wörtern nachgegangen und werden später bei der Katatonie darauf zurückkommen (No. 28). Während bei letzterer das Wiederkehren von an sich richtig gebildeten Wörtern und Wortteilen, die wie ein Motiv das Ganze durchziehen, als charakteristisch bezeichnet

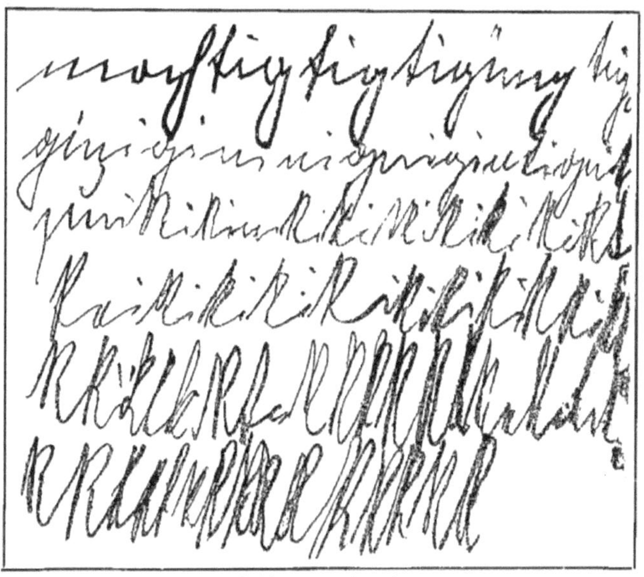

Größenverhältnis 1 : 1.

No. 18. Epilepsie. b) Geschrieben am 5. Oktober 1898 Mittags 12 Uhr 12 Min.

werden muß und bei Paralyse die mit Gedächtnisschwäche verbundene Demenz die Wiederholungen (und Auslassungen) verschuldet, so haben wir hier überhaupt keinen Versuch, Sätze und Silben regelrecht zu bilden, vor uns, sondern lediglich den Ausdruck von Bewegungen, die gänzlich unabhängig von Willensimpulsen, rein automatisch in seit früher Jugend eingelernten Bahnen abgelaufen sind. Auf den Reiz: Schreiben Sie! erfolgt eine Reaktion, die, an sich bedeutend höher koordiniert als etwa die Reaktion des Muskels auf elektrischen Reiz, dennoch die Schwelle des Bewußtseins nicht überschreitet. Die Häufung der gleichen Buchstaben erklärt sich in unserem Falle also durch die mechanische Fortsetzung der auf den Anruf hin begonnenen Schreibtätigkeit bei tiefer Trübung des Bewußtseins.

In den beiden folgenden Schriftproben, die etwa 10 Minuten später aufgenommen wurden, haben sich die Verhältnisse bereits wesentlich geändert. Man beachte, daß Patient jetzt mit Tinte schreibt, während ihm vorher nur ein Bleistift in die Hand gegeben werden konnte. Der Vorgang ist dabei der, daß ihm zugerufen wird: „Schreiben Sie, wohlauf, Kameraden, aufs Pferd!“ Die Ungleichheit der Buchstaben, sowohl

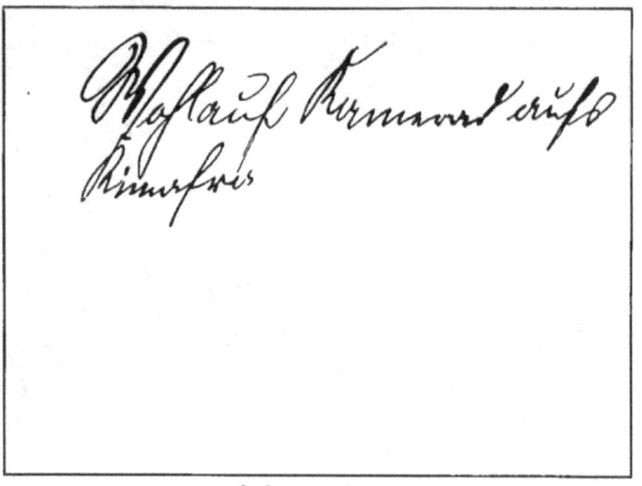

Größenverhältnis 1 : 1.

No. 18. Epilepsie. c) Geschrieben am 5. Oktober 1898 Mittags 12 Uhr 20 Min.

in der Größe als in der Ausführung, fällt auch hier wieder auf. Das erste W ist mit großer Sorgfalt und kräftiger Hand geschrieben. Das h dagegen stößt mit dem folgenden l infolge ungleichmäßiger Richtung der Auf- und Grundstriche und mangelhafter Verteilung des Platzes zusammen. Das a ist größer als das o, der erste Grundstrich im u höher als der zweite, u. a. Im allgemeinen sind die Buchstaben in diesem Worte noch ziemlich flüssig geschrieben, während sie in den folgenden weit unbeholfener und unregelmäßiger aussehen; auch nimmt ihre Lage zur Horizontalen an Gleichmäßigkeit ab. Dabei sind sie richtig verbunden und reihen sich in der ersten Zeile zu korrekten Silben und Wörtern. Dem Diktat jedoch entspricht das zweite Wort insofern nicht, als „Kamerad" statt „Kameraden" geschrieben ist. Es ist dies um so auffallender, als sonst in diesen drei Wörtern keine Auslassungen etc. vorkommen. Vorausgesetzt, daß dem musikalisch hoch gebildeten Kranken das Lied nach Text und Rhythmus genau bekannt ist, so liegt hierin schon eine Andeutung einer noch immer bestehenden *Bewußtseinsstörung*, die durch das letzte Wort bestimmt nachgewiesen wird. Die Wortbilder „Wohlauf", „Kamerad" und „aufs" werden von dem sich langsam klärenden Vorstellungsvermögen richtig aufgefaßt und auf das motorische (Schreib-) Zentrum übertragen, aber noch fehlt die Fähigkeit, sie zu einem Ganzen sinngemäß zu verarbeiten. Auch versagt die eben erwachende Geistestätigkeit sogleich wieder; nach den ersten drei Wörtern hört die bewußte Schreibtätigkeit plötzlich auf, und es tritt wieder das ein, was an den ersten beiden Proben erläutert wurde, — *eine automatische Nachwirkung des einmal ausgeübten Reizes*. Die acht Zeichen des vierten Wortes sind denn auch ohne jeden Sinn aneinander gereiht und stellen augenscheinlich eine Kombination von Wiederholungen einzelner Buchstaben und Silben aus „Kamerad" und „auf" dar.

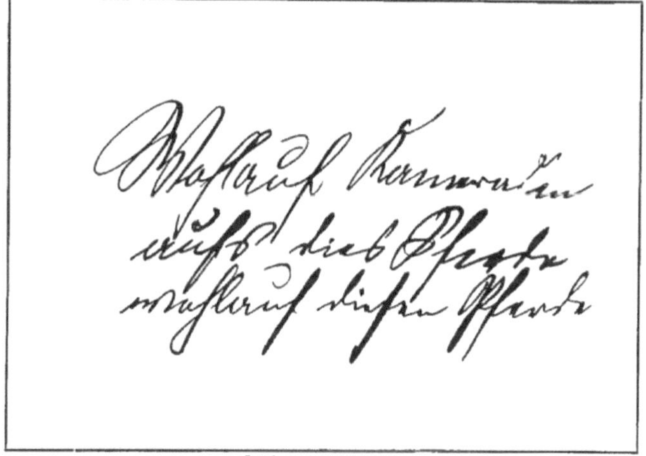

Größenverhältnis 1 : 1.

No. 18. Epilepsie. d) Geschrieben am 5. Oktober 1898 Mittags 12 Uhr 22 Min.

Ganz ähnliche Erscheinungen bietet No. d, nur scheint sich bereits eine, wenn auch geringe, weitere Klärung des Bewußtseins eingestellt zu haben, was sich sowohl an den freieren Schriftzügen, als auch an der besseren Reproduktion des Diktates erkennen läßt. Daß das Bewußtsein sich jedoch durchaus noch nicht normal verhält, beweisen die mannigfachen Unregelmäßigkeiten der Buchstaben (z. B. in „Kameraden“; das P in „Pferde“ mit lateinischem Typus u. a.), die Wiederholungen und endlich die grammatikalische Hilflosigkeit.

Konnte man in a und b von eigentlicher Ataxie nicht sprechen, so muß diese Bezeichnung in c und d bei einzelnen Ungleichmäßigkeiten angewandt werden. So weisen z. B. die drei großen „K“ in den beiden Proben, sowie beide d in „Kamerad“ und „Kameraden“, das w im letzten „wohlauf“ u. a. m. deutliche ataktische Erscheinungen auf. Auch das Ineinanderfließen des h und l in dem dritten „wohlauf“ beruht auf derselben Ursache.

No. e endlich, 15 Minuten nach den beiden vorhergehenden geschrieben, beginnt mit einem U, das in der Art der Ausführung große Ähnlichkeit mit dem ebenso kräftig und schwungvoll angesetzten W in c und d besitzt. In „Unser“ und „Vater“ nehmen die kleinen Buchstaben dann fortlaufend an Größe ab, bewahren aber weiterhin leidliche Gleichförmigkeit. Einige Unsicherheiten motorischer und formaler Natur (Zeichen von Ataxie in dem h von „geheiligt“, dem U-Haken des ersten „uns“, dem U-Haken und dem d in „Schuld“; korrigierte Schreibfehler in „Unser“ und „Reich“, welches anfangs mit kleinem r geschrieben war, Auslassung wichtiger Interpunktionszeichen etc.) müssen als Ermüdungserscheinungen nach der starken Reizung des Zentralapparates angesehen werden. Sonst ist die letzte Schriftprobe völlig korrekt und entsprechend der Aufforderung, das Vaterunser aufzuschreiben, abgefaßt.

Nach Ablauf eines epileptischen Krampfanfalles sind also in diesen fünf Schriftproben drei verschiedene Stadien zu erkennen: 1. Starke Bewußtseinsstörung mit automatischer Fortsetzung der einmal ausgelösten Schreibbewegungen, 2. mangelnde Perzeptionsfähigkeit bei wiederkehrendem Bewußtsein, 3. klares Bewußtsein mit Ermüdungserscheinungen.

Dieser Fall bot hervorragendes, klinisches Interesse, da sich im Juli 1901, nachdem der Kranke fast fünf Jahre unter der Diagnose „genuine Epilepsie“ geführt worden war, nach einigen schweren Anfällen zum erstenmale Lähmungserscheinungen zeigten. Diese traten zuerst im linken Arme und der linken Hand auf. Bei einem leichten Anfalle (31. Juli) wurden Zuckungen in der linken Gesichtshälfte, während das Bewußtsein nicht ganz geschwunden und die Extremitäten in Ruhe waren, beobachtet. Anfang August wurden Strabismus divergens des rechten Auges und leichte Parese des linken

Beines bemerkt, welch letztere sich immer mehr steigerte. Die befallenen Teile wurden atrophisch. Subjektiv trat dann noch beständiges heftiges Druckgefühl über dem rechten Auge hinzu. Keine Stauungspapille. Nach heftigen gehäuften Anfällen exitus letalis am 31. Oktober 1901.

Größenverhältnis 1 : 1.

No. 18. Epilepsie. d) Geschrieben am 5. Oktober 1898 Mittags 12 Uhr 35 Min.

Die Diagnose wurde bald nach dem Auftreten dieser Erscheinungen revidiert und jetzt folgendermaßen formuliert: Kleiner, langsam wachsender Tumor in der rechten Thalamusgegend mit Beteiligung des Seitenventrikels. Sitz des Tumors in oder dicht unter der Rinde ausgeschlossen.

Die Obduktion ergab das Bestehen eines „langsam wachsenden Tumors, nämlich einer hühnereigroßen Cyste", die durch „embryonale Verlagerung von Elementen des Ependyms des Seitenventrikels" entstanden war (Bostroem).

Wenn demnach in diesem Falle ein Tumor die Epilepsie auslöste und es durch diese Feststellung gelang, die „genuine Epilepsie", d. h. solche, deren Entstehung wir nicht kennen, ätiologisch aufzuklären und sie klinisch anders zu klassifizieren, so ist das für unsere Untersuchungen absolut belanglos. Denn die Erscheinungen der „genuinen Epilepsie" waren klinisch tatsächlich vorhanden, und damit bestand eben die Diagnose zu recht, welche nur einen Symptomenkomplex und keinen Krankheitsbegriff sui generis bezeichnen will. So sind auch unsere Schriftproben kein Beispiel etwa für beginnenden Tumor cerebri, sondern vielmehr in hohem Grade für das Verhalten der Epileptiker nach typischen, epileptischen Krampfanfällen charakteristisch.

No. 19. Epilepsie.

Krankheitsgeschichte: K. H., ländlicher Arbeiter, 32 Jahre alt; aufgenommen den 4. November 1896. Eltern und Geschwister gesund; Schwestersohn der Mutter Potator, starb durch Selbstmord. Patient bot in der Jugend keine epileptischen Symptome, kam jedoch in der Schule nicht weiter. Mit 18 Jahren zum erstenmal epileptischer Krampfanfall. Anfangs traten die Anfälle alle acht Tage, später etwa jeden zweiten Tag auf. Allmählich zunehmende Demenz. Im letzten Jahre kamen häufiger Erregungszustände vor, meist im Anschluß an die Krämpfe; wurde dann seiner Familie gefährlich. Wird im Dämmerzustand aufgenommen. Befund: Starke Asymmetrie des Schädels mit mäßigem Hydrokephalus, L Pupille > R, träge Reaktion. Patellarreflexe nicht gesteigert, dagegen erhöhter Mentalis- und Facialisreflex. Kein Fußklonus. Verlangsamte Sprache. Psychisch: völlig desorientiert und verwirrt. Wird von Tag zu Tag klarer, am 12. November ist der Dämmerzustand abgelaufen. Jetzt zeigt sich die Demenz auf allen Gebieten. Während des Aufenthaltes in der Klinik alle zwei bis drei Tage epileptische Anfälle.

Schriftproben vom 9. November 1896 und 6. April 1897.

a) Würde man die Grundpunkte der Buchstaben in diesen zwei Wörtern verbinden, so würde keine Horizontale, sondern eine wellenförmig geschlängelte Linie entstehen. Die Buchstaben selbst bestehen aus zittrigen Strichen, deren Abweichungen jedoch ihre Form nicht so stark verändern, daß die Leserlichkeit darunter leidet. Man erkennt vielmehr trotzdem die zugrunde liegende, fast kindliche Unbeholfenheit. Dieser Tremor zeigt sich besonders deutlich in dem K, a und d des ersten Wortes, das sonst regelrecht gebildet ist. Auch das zweite Wort beginnt richtig mit H und o. Dann hört die bewußte Schreibtätigkeit plötzlich auf. „Hohl" heißt der Patient. Da der ursprüngliche Reiz, diesen Namen zu schreiben, jetzt jedoch erloschen ist, so überwiegen die Vorstellungen der eben durchlaufenen Bahnen und er reproduziert einen Teil des vorher Geschriebenen: n, d und a.

Hieraus ergibt sich, analog den in No. 18 geschilderten Verhältnissen, eine Störung des Bewußtseins.

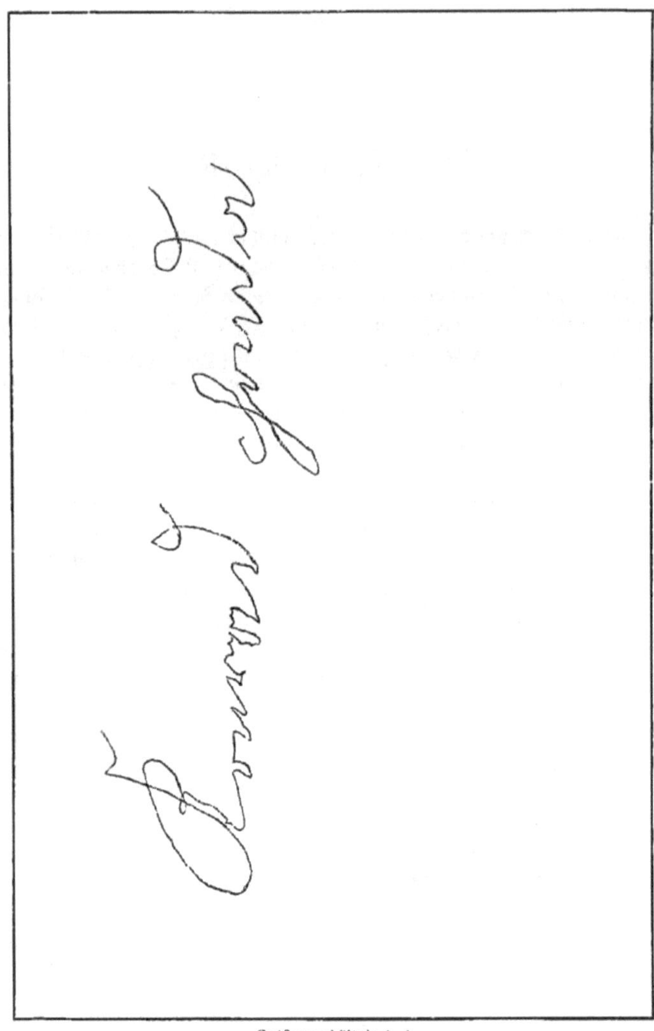

Größenverhältnis 1 : 1.

No. 19. Epilepsie. a) Geschrieben am 9. November 1896.

b) Die gleichen motorischen Erscheinungen sind auch hier wieder anzutreffen, an dem K sogar fast in verstärktem Maße. Auch die Abweichungen von der Horizontalen sind erheblicher als in a. Der Eigenname ist richtig geschrieben; dagegen findet sich diesmal in „Konrad" eine Wiederholung des o. Betrachtet man sich dies jedoch genauer, so sieht man, daß diese Wiederholung nicht auf dem Aufhören bewußter Schreibtätigkeit beruht wie oben. Es ist vielmehr, weil das o mißraten war, ein neues, besseres o gemacht und im übrigen das Wort richtig zu Ende geführt.

Eine Trübung des Bewußtseins liegt in b demnach nicht mehr vor. Um so mehr fällt die für das Alter des Schreibers (32 Jahre)

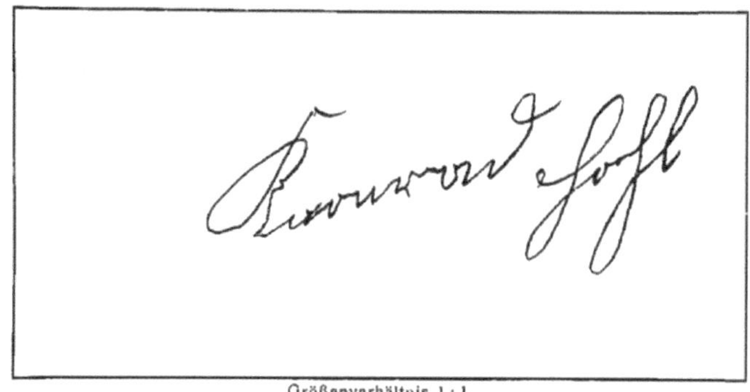

Größenverhältnis 1 : 1.

No. 19. Epilepsie. b) Geschrieben am 6. April 1897.

ungewöhnlich kindliche Handschrift auf. Bis auf das Niveau eines Idioten oder angeboren Schwachsinnigen (s. No. 32 und 33) ist zwar der schriftliche Ausdruck unseres Patienten nicht gesunken, wenn er andererseits entschieden unter dem Durchschnitt steht, den man bei hebephrenen Prozessen (dementia praecox und paranoides; vergl. No. 34 bis 37) zu finden pflegt. Denn während bei letzteren die vor der Erkrankung angelernten Kenntnisse und Fähigkeiten meist erhalten bleiben, so werden sie durch die Epilepsie, besonders bei so gehäuften Anfällen wie hier, in ihrem Bestande sehr gefährdet.

Die epileptische Natur wird bei einer Vergleichung unserer beiden Schriftproben dadurch sehr gut illustriert, daß neben der nur in a) festgestellten, also vorübergehenden Bewußtseinsstörung in beiden Proben Tremor auftritt, ein Symptom, das in dieser Verbindung an diagnostischem Werte fast dem bei Epileptikern während der Erregung häufig auftretenden Fußklonus gleichkommt.

No. 20. Hysterie.

Krankheitsgeschichte: K. J., Dienstmädchen, 19 Jahre alt. Aufgenommen am 15. Mai 1902. Früher stets gesund. In der Familie verschiedene Mitglieder, die teils Trinker, teils kriminell geworden sind. Mit 17 Jahren angeblich epileptische Krämpfe, die seither ziemlich häufig aufgetreten sein sollen. In der Klinik werden zwei Krampfanfälle beobachtet, von denen der eine sehr wahrscheinlich epileptischer Natur war. Bei dem zweiten war diese zweifelhaft, da das Bewußtsein nicht ganz erloschen war und später Erinnerungen aus der Zeit während des Anfalles reproduziert wurden. Seit dem 25. Mai kein Anfall mehr. Durch die Umgebung je länger je mehr beeinflußt. Das Bild verschiebt sich seit dem Juni völlig und bekommt einen exquisit hysterischen Charakter.

In der Schriftprobe vom 8. Juli 1902 äußert sich die Beeinflußbarkeit durch ihre Umgebung in der Weise, daß sie durch Aufnahme und Wiedergabe der Stimmungen und Charakterzüge von fünf auf demselben Saale befindlichen Mitkranken schließlich eine Art psychologisches Kaleidoskop darstellt, in welchem man sie in allen möglichen Verwandlungen erblickt.

Die Handschrift bietet im einzelnen nichts Charakteristisches. In dem drei Seiten langen Briefe wiederholt sich manches. Ohne den Zusammenhang irgendwie zu berühren, ist daher die erste Seite bis auf die Anrede ganz fortgelassen und auch aus dem übrigen einzelnes herausgeschnitten worden, um das Schreiben zu verkürzen.

Der erste Satz, der eine energische Absage an die Angeredete enthält, ist für den Beobachter durch den Ausdruck „ganz freche Leute" als Einfluß einer „moralisch Schwachsinnigen" charakterisiert, welche auf das Wesen unserer Patientin sehr ungünstig einwirkte. Unmittelbar daran schließt sich ein Ausruf depressiver Natur, in welchem nichts mehr von der soeben geäußerten Feindseligkeit zu merken ist. Diese Worte „ich bin ganz verlassen, niemand kümmert sich um mich" sind nun das tägliche Brot einer in ihrer Umgebung

Gießen, den 11. Juli 1902

Liebes Käthchen! Zu Euch komme ich auch nicht mehr ich will von euch auch nichts mehr wissen ihr seid auch ganz fremde Leute. Liebe Käthe ich bin ganz verlassen niemand bekümmert sich um mich wenigst [illegible] wär ich nur diese Zeit bei euch. Liebe Käthe wo sind meine die Kinder? du solltest dich doch schämen fünf Jahren verheiratet und noch keine Kinder. Ach ich muß sterben ich muß verbrennen wenn ich nur Gift hätte oder [illegible] ich wenn nur ein Fenster auf wär [illegible] ist einerlei ich muß. Aber die in der Klinik ist schuld die haben mich hypnotisiert die frechen Doktor die haben mich krank gemacht aber wenn ich wieder fort bin dann zeige ich sie an von Gefängnis ich weiß alles was sie mit mir gemacht haben. Ach Vater und Mutter stirbt ich sterbe alles stirbt auch mir tod auch hätte ich ein Messer ich würde mir meine Hände abschneiden. Liebe Käthe

Größenverhältnis 3 : 4.

No. 20. Hysterie. Geschrieben am 8. Juli 1902.

befindlichen Altersschwachsinnigen, so daß man sofort den Ursprung dieser „Verzweiflung" erkennt.

Jetzt wieder ein plötzlicher Umschlag in eine übermütige Stimmung, in der sie mit einem etwas brutalen Seitenhieb die kinderlose Schwester nach ihren Kindern fragt und hinzufügt, sie solle sich schämen, keine Kinder zu haben. Nun befindet sich auf dem Wachsaal auch eine periodisch Manische, die, auf die Erzählungen der Kranken eingehend, in ihrer exaltierten Art diese Bemerkung gemacht hatte.

Von dieser Höhe folgt ein unvermittelter Sturz in den Abgrund melancholischer Wahnideen mit dem Triebe zur Selbstvernichtung. Gleich drei verschiedene Todesarten werden in einem Atemzuge aufgezählt, Feuertod, Gift und Sturz aus dem Fenster! Aber auch dieser Verzweiflungsausbruch erweist sich als gefälscht. Es ist vielmehr teils eine wörtliche Wiedergabe, teils die Verarbeitung von Selbstgesprächen einer schwer Melancholischen, die nur auf Gelegenheit zum Suicid sinnt.

In dem jetzt folgenden Satze feiert die Hysterie ihre Triumphe. Eine andere Hysterische hatte vor ihrer Aufnahme in die psychiatrische Klinik ebenfalls in der medizinischen Klinik gelegen und davon erzählt. Dazu hatte die schon genannte „moralisch Schwachsinnige", welche durch ihre phantastischen Lügengespinnste bereits die Gerichte beschäftigt hatte, ihre Anmerkungen gemacht und „aus ihrem Leben" Beiträge geliefert. So kommen denn jetzt diese Anschuldigungen zustande. Die angebliche Hypnose stammt von der ersteren der beiden Souffleusen, und an dem „frechen Doktor" erkennen wir gleichfalls die geistige Urheberin wieder.

Lange kann sie sich jedoch nicht bei einer Sache aufhalten, die nicht aus ihr selber kommt, und so zieht sie es denn vor, noch einmal in tränenreiche Verzweiflung auszubrechen („Ach, Vater tot, Mutter stirbt, ich sterbe, alles stirbt!") und sich (diesmal mit einem Messer) das Leben zu nehmen. Daß sie sich nun gerade „die Hände abzuschneiden" wünscht, findet seine Erklärung. Denn die schon einmal aufgetretene suicidale Melancholika hatte zu Hause versucht, sich die Pulsadern zu öffnen und auch auf dem Wachsaal ähnliche Äußerungen getan.

Zum Schlusse kommen (hier weggelassen) viele Grüße an die Angehörigen „von eurer euch liebenden . . ."!

Wer den Fall nicht genauer kennt und nur auf diesen Brief zur Beurteilung des Krankheitszustandes angewiesen ist, dürfte in einige Verlegenheit geraten, bis ihm bei der Stelle „die haben mich hypnotisiert“ etc. das hysterische Moment entgegentritt. Um aber einen wirklichen Begriff von diesem schauspielerischen Kunststück zu haben, muß man den Mimen sowohl, als auch die von ihm dargestellten „Charaktere“ persönlich kennen!

Es ist in diesem Schreiben ein sehr charakteristisches Beispiel von der eminenten Beeinflußbarkeit hysterischer Personen gegeben, das im vorliegenden Falle von um so größerem Werte ist, als die Kranke den Ärzten gegenüber nie mit ihren Ideen herauskommt und man daher ohne schriftliche Äußerungen lediglich auf Berichte des Pflegepersonals angewiesen wäre.

No. 21. Chorea.

Krankheitsgeschichte: A. D., Kriegsinvalide, 61 Jahre alt; aufgenommen am 6. Juni 1902. Sein Vater soll ebenfalls an Chorea gelitten haben. Er selbst machte die Feldzüge von 1866 und 1870/71 mit und schiebt die Entstehung seines Leidens auf ein vor Orléans im Schnee verbrachtes Biwak. Bei der Aufnahme bietet er das Bild hochgradiger choreatischer Zuckungen mit athetotischem Charakter. Die anfangs sehr ausgeprägten Erscheinungen bessern sich in der Ruhe und Sorgenlosigkeit des Anstaltsaufenthaltes erheblich, so daß der Kranke subjektiv und objektiv gebessert am 14. Juli nach Hause entlassen werden kann.

Schriftproben vom 9. Juni und 8. Juli 1902.

Beim Schreiben der ersten Probe wird ein sehr charakteristisches Verhalten des Patienten beobachtet. Er setzt sich auf einen Stuhl mit weit nach vorn gestreckten Beinen und vorgeschobenem Gesäß. Das Papier liegt auf dem Tische, der Arzt hält ihm den Federhalter entgegen. Jetzt versetzt er den herabhängenden rechten Arm in Schwingungen, paßt einen von Muskelkontraktionen freien Moment ab, um sich dann mit raschem Schwunge der Feder zu bemächtigen. Doch setzen die choreatischen Zuckungen, die sich infolge der eben vorgenommenen körperlichen Untersuchung noch mehr gesteigert haben, jedesmal bald wieder ein, so daß nur einige stark ataktische Striche zustande kommen, deren zum Teil übermäßiger Dicke die zur Unterdrückung der unwillkürlichen Bewegungen aufgewandte Kraftanstrengung anzusehen ist. Er beabsichtigt „Dauppert“ zu schreiben. Den Grundstrich des D kann man zur Not aus den kreuz und quer durcheinander laufenden Linien erkennen. Etwas Leserliches ist in der Schriftprobe nicht enthalten.

b) 8. Juli 1902. Heute, einen Monat nach der Aufnahme, geht das Schreiben ungleich glatter von statten. Der Kranke kann sich wie jeder andere an den Tisch setzen und die weiteren zu dieser Tätigkeit nötigen Vorbereitunegn treffen.

Das Schriftstück macht denn auch einen weit geordneteren Eindruck als das vorige. Die Linien gehen parallel und halten einen angemessenen

Abstand. Den Buchstaben ist freilich die auch hier noch recht bedeutende Ataxie sehr deutlich anzusehen. Und wie in der vorigen Probe sich nach einer anstrengenden Untersuchung die ataktischen Zuckungen etc. gesteigert hatten, so nehmen auch jetzt, wenngleich in geringerem Grade, die Schwankungen der Federführung im Verlaufe des Schreibens zu. Das läßt sich besonders gut an den beiden, zufällig gleichlautenden Wörtern

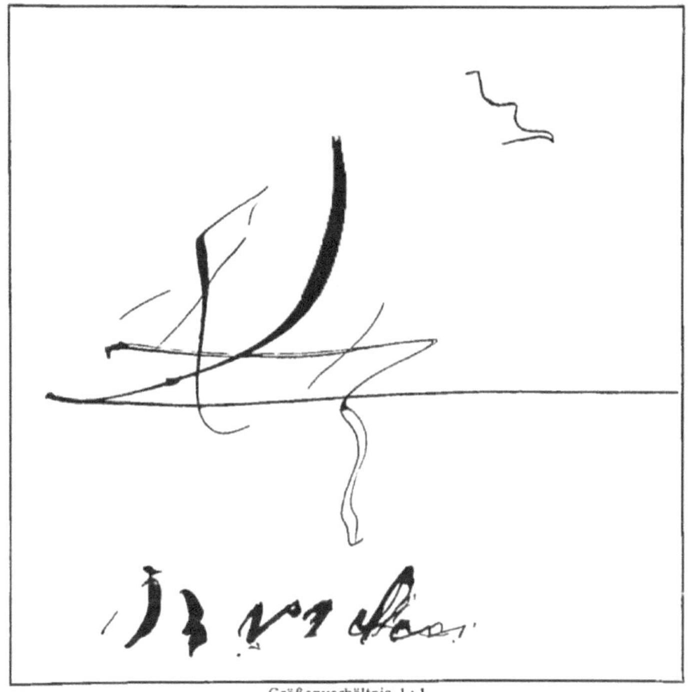

Größenverhältnis 1 : 1.

No. 21. Chorea. a) Geschrieben am 9. Juni 1902.

„August“ verfolgen. Sind an dem A des ersten Wortes nur leichte Abweichungen von der beabsichtigten Linie zu beobachten, so ist die Unsicherheit in dem zweiten A schon erheblicher. Ebenso ist es mit dem s und dem zweiten u des „August“ in der zweiten Zeile, dessen beide Grundstriche ganz verschieden groß sind. Das g ist in den beiden Wörtern ataktisch verzogen. Die Ataxie nimmt aber am Schlusse noch mehr zu und erreicht in „Ulrichstein“ ihren höchsten Grad, indem u. a. das U und r fast bis zur Unkenntlichkeit entstellt sind.

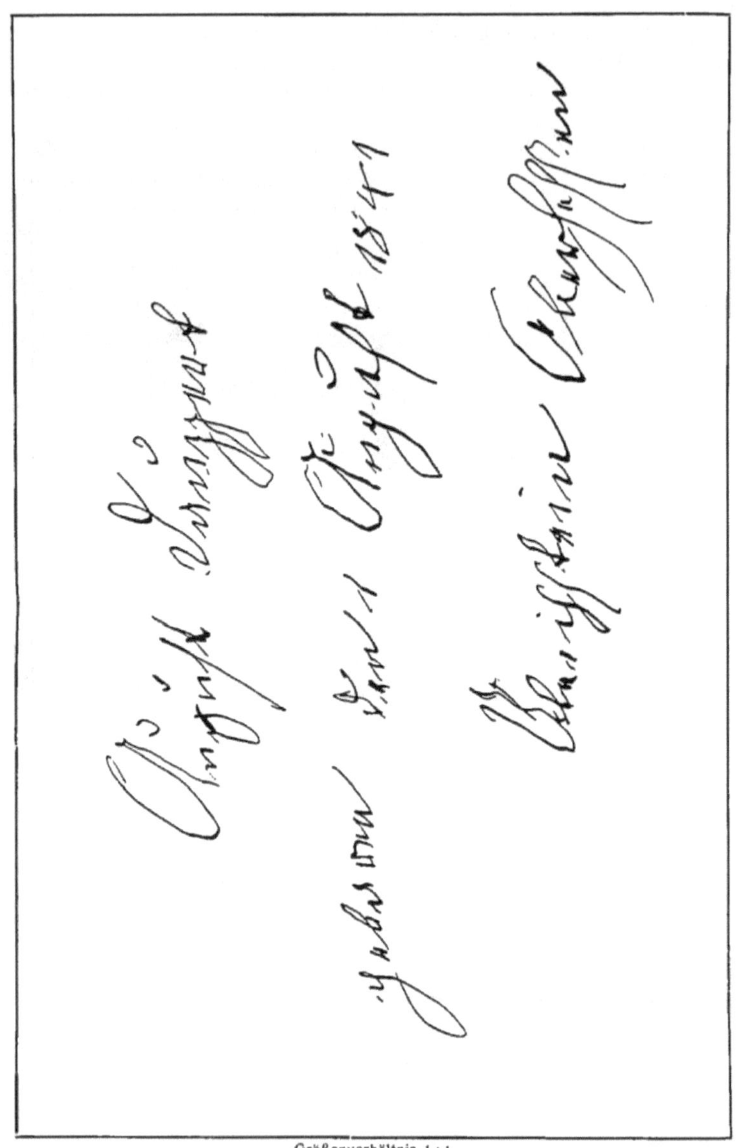

Größenverhältnis 1 : 1.

No. 21. Chorea. b) Geschrieben am 8. Juli 1902.

Eine ähnliche Schrift haben wir in No. 9 bei multipler Sklerose gesehen: es ist jedoch eine so erhebliche Besserung wie hier bei jener Erkrankung undenkbar. Die Ähnlichkeit beruht lediglich in der beiden gemeinsamen ataktischen Schreibart. Bei Alkoholismus ferner, wo eine Schriftprobe, wie die zweite wohl vorkommen könnte, sind — selbst im hochgradigsten Delir — Schriftzüge, wie die in a dargestellten, unwahrscheinlich. Daß endlich für Paralyse, an die man bei der Beurteilung äußerlich auffallender Schriftproben stets denken muß, keine Anhaltspunkte vorhanden sind, braucht nach so häufigen Hinweisen nicht mehr im einzelnen nachgewiesen zu werden.

No. 22. Paralysis agitans.

Im Anschluß an den voranstehenden Fall von Chorea sei eine Schriftprobe von einem Kranken mit Paralysis agitans zur Vervollständigung angeführt. Es handelt sich um den am 18. November 1901 zur Begutachtung aufgenommenen, 55jährigen Landmann J. G., welcher vor drei Jahren einen Unfall erlitt und seither unter der Diagnose „traumatische Hysterie" in den Invalidenakten geführt worden war. In der Klinik wurden nun neben typisch hysterischen Symptomen (Halbseitenanästhesie) die Anfangserscheinungen der Paralysis agitans beobachtet, besonders Spannungszustände der Nacken- und Rückenmuskulatur, feinschlägiger Tremor der Hände, Propulsion u. a. m.

In der ersten Schriftprobe zeigt sich nichts, was auf das Vorhandensein dieser Symptome schließen lassen könnte. Die Schriftzüge zeichnen sich vielmehr durch Festigkeit und Gleichmäßigkeit aus; auch liegt in der etwas nach unten abweichenden Linienführung kein Moment, das auf eine nervöse Störung etc. hinwiese. Dagegen macht sich in der zweiten Probe an den ersten vier Buchstaben ein sehr heftiger Tremor bemerkbar, der ganz isoliert abläuft, ohne in dem Rest des Schreibens noch einmal wieder aufzutreten.

Wäre die zweite Probe längere Zeit nach der ersten geschrieben, so könnte man an eine Verschlimmerung des Nervenleidens denken, die in einem Tage aber in dieser Weise nicht anzunehmen ist. Nun tritt der Tremor bei Paralysis agitans, im Gegensatz z. B. zur multiplen Sklerose, wo Intentionsbewegungen das Zittern auslösen, sehr häufig und besonders im Anfang periodisch auf, sodaß in der Schrift bald sehr deutliche Zeichen davon vorhanden sein können, bald gar keine.

Um dieses wechselnde Verhalten zu demonstrieren, ist diese Schriftprobe hier abgedruckt worden, obwohl sie das Pathologische nicht annähernd in dem Grade an sich trägt, wie vorgeschrittenere Fälle.

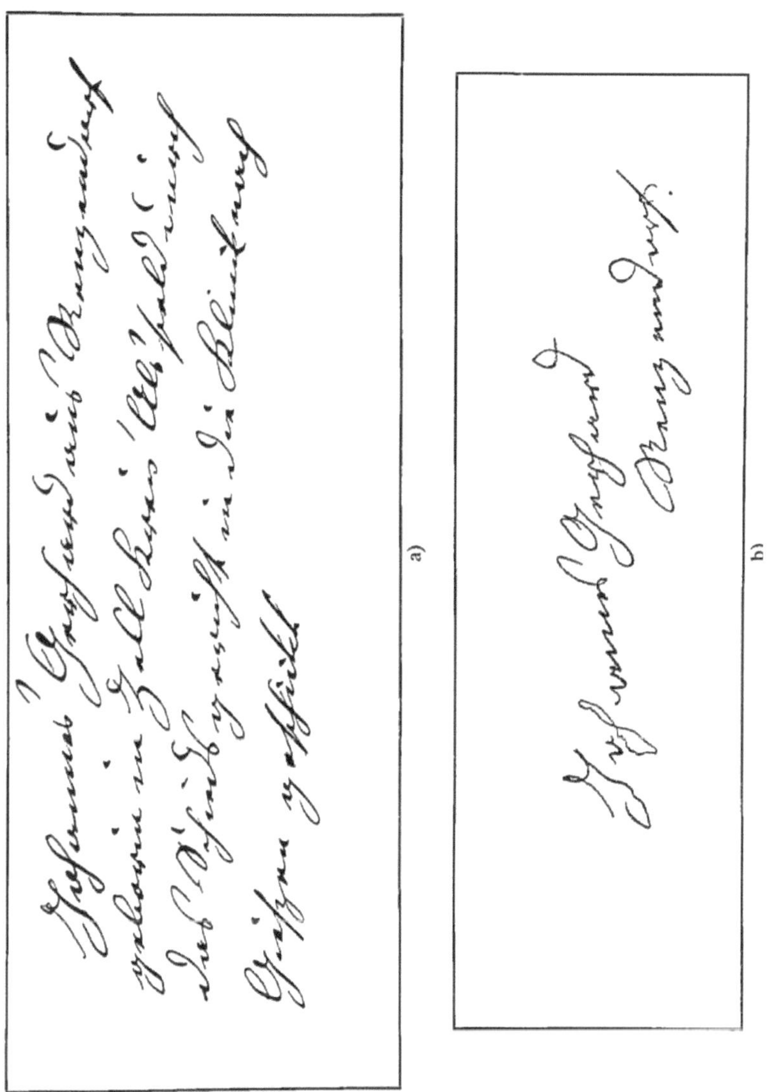

Größenverhältnis 1 : 1.

No. 22. Paralysis agitans.
a) und b) Geschrieben am 19. und 20. November 1901.

No. 23. Periodische Manie.

Krankheitsgeschichte: B. Q., 36 Jahre alt, Bäckermeister; aufgenommen am 13. November 1901. Ist in der Schule schlecht vorwärts gekommen und hat nur schwer und unvollkommen schreiben gelernt. War aber später ein brauchbarer Arbeiter. Ging mit 18 Jahren nach Amerika und lernte dort die Bäckerei. Drüben verdiente er soviel, daß er nach vier Jahren heimkehren und zu Hause eine Bäckerei gründen konnte. Seit 14 Jahren ist er verheiratet und hat vier gesunde Kinder. Lebte mäßig. Vor ca. zwei Jahren hatte er einen „Anfall von Geistesstörung mit Kaufwahn" (Auskunft der Bürgermeisterei). Die jetzige Erkrankung begann vor drei Wochen mit motorischer Erregung; er ging öfter ins Wirtshaus, schlug die Frau und wurde deshalb wieder von seinen Schwägern verprügelt. — Bei der Aufnahme läuft er mit gerötetem Gesicht hin und her und ist auch sprachlich sehr erregt. Ideenflucht, manisch-heitere, leicht ins brutale umschlagende Stimmung. Körperlich nichts Auffallendes. Diagnose: periodische Manie.

Sein starker motorischer Drang betätigt sich hier mit Vorliebe in endlosen Schreibereien. Dazu singt und schwatzt er unaufhörlich. Schriftprobe vom 15. November 1901.

Man glaubt eine musikalische Komposition vor sich zu haben; zwei Reihen Noten und zwischen ihnen der Text. Dazu sind die bei der Notenschrift gebräuchlichen fünf Linien angebracht, welche in der oberen Reihe allerdings nur sehr flüchtig aufs Papier geworfen, in der zweiten dafür um so sorgfältiger mit dem Lineal gezogen sind. In dieser sind auch die Noten besser ausgeführt, die in jener sehr viel zu wünschen übrig lassen.

Von den Noten gehen wir, ohne vorerst die durch sie verkörperte Melodie zu untersuchen, auf die Buchstabenschrift über. Auch hier augenscheinlich große Flüchtigkeit, die sich in Ungleichheit der Buchstaben, Überschreibungen und Durchstreichungen äußert. Daß die Schrift mit den Noten in inneren Zusammenhang gebracht ist, sieht man aus der ganzen Anordnung: Überschrift, Melodie und Text. In der oberen Notenreihe befindet sich ferner noch die Anweisung für das Tempo.

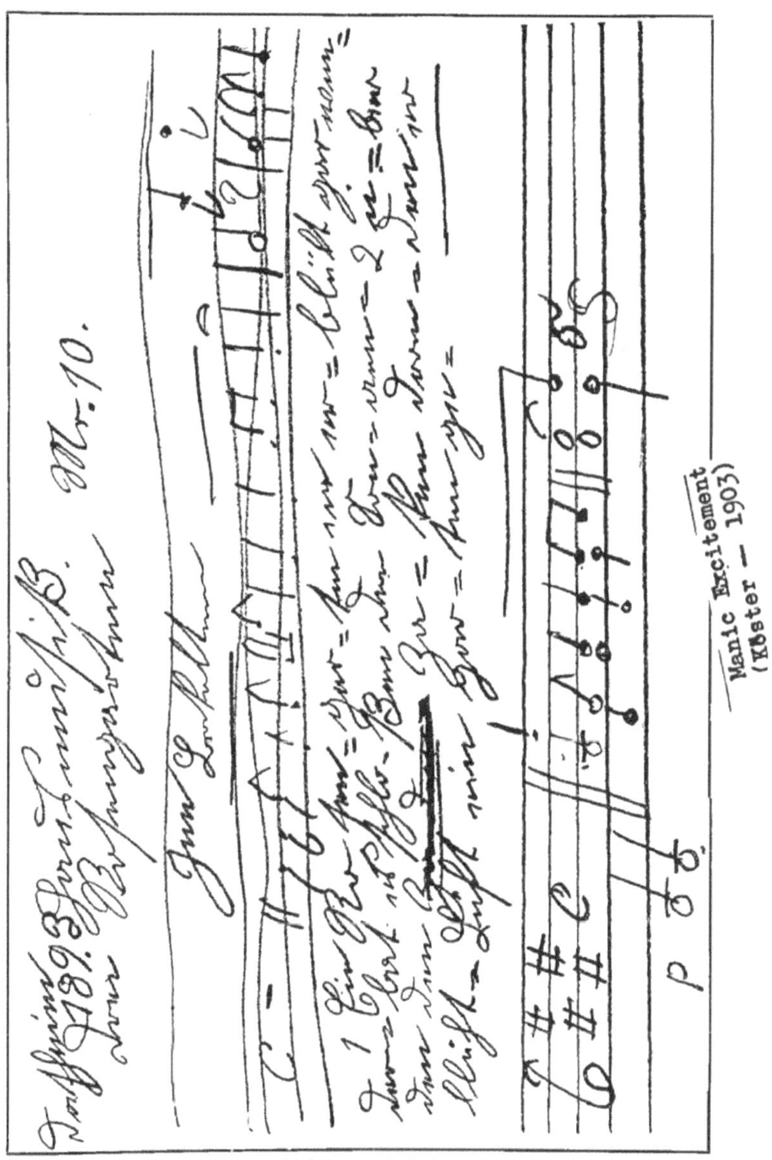

Größenverhältnis 5 : 6.

No. 23. Periodische Manie. Geschrieben am 15. November 1901.

Nachdem wir mit einem Blicke diese Wahrnehmungen gemacht haben, gehen wir zur Analyse im einzelnen über und prüfen zuerst die Noten. Da fällt es nun auf, daß die oberste der fünf Notenlinien sich so gänzlich von den anderen vier entfernt und daß etwas dazwischen geschrieben ist. Das muß uns stutzig machen, da es nicht üblich ist und auch nur dazu führen kann, das richtige Aufschreiben einer Melodie zu erschweren. Ein weiterer Blick auf die Noten selbst zerstreut jedoch diese Bedenken; denn es ist völlig belanglos, wie die Notenlinien gezogen werden, wenn Noten überhaupt nicht vorhanden sind. Und was wir hier vor uns haben, sind keine Noten, sondern nur eine rein äußerliche Nachahmung der Tonschrift ohne jeden musikalischen Inhalt. Mit der zweiten, sorgfältiger hergestellten Notenreihe ergeht es uns ebenso; von dem Notenschlüssel und den Kreuzen bis zum Schlußzeichen ist alles musikalisch sinnlos. Es ist klar, daß der Schreiber überhaupt keine einzige Note kennt, was nach der Anamnese auch weiter nicht wunderbar erscheinen kann.

Nach diesen Erfahrungen mit dem musikalischen Teile betrachten wir, bedeutend skeptischer geworden, nun auch den Text etwas näher: die Buchstaben sind kindlich und ungelenk und werden nach dem Ende zu immer flüchtiger ausgeführt. Zwischen den beiden Notenreihen sind die Worte, die in der Überschrift in sich geschlossen und bis auf einige noch zu erörternde Fehler richtig zusammengesetzt waren, nach den Silben getrennt, wie es bei Liedern, wenn sie als Text unter den Noten stehen, zu geschehen pflegt. Dem entspricht auch die Überschrift: „Hausmusik. Drei Rosengärten", in welche dann nachträglich „Dasheim 1893" hineingeschrieben ist. Letzteres muß als eine Abkürzung von „Dornassenheim" (D—as—heim), seinem Heimatsort, aufgefaßt werden, und die Jahreszahl „1893" ist dabei gerade so willkürlich gebraucht, wie rechts davon „Nr. 10", und dient nur dazu, das Aussehen eines Musikmanuskriptes zu vervollständigen. Dabei kommen „Schreibfehler" vor, die sich weiterhin im Texte mehrfach wiederholen und in ihrer Häufung jedenfalls mehr bedeuten als bloße Flüchtigkeiten (s. u.). So liest man z. B. hier „Mr" statt „Nr" und bei den beiden nächsten Worten, die wohl „Im Bakelton" heißen sollen, hat das „Im" einen Grundstrich zu viel und die Endsilbe „-ton" läuft ebenfalls in mehreren n-Strichen aus.

Der Text des „Liedes" ist sowohl was die Zusammensetzung der Buchstaben zu Worten anbetrifft höchst fehlerhaft (z. B. „im" statt „ihm"; „blült" statt „blüht"; „wunderbat" statt „. . bar" u. a. m.), als auch im Zusammenhange der Wörter teilweise unverständlich und zum Schlusse plötzlich abgebrochen. Auffallende Wortneubildungen, Wiederholungen etc. sind nicht darin enthalten.

Sind nun in dieser Mischung musikalischen und sprachlichen Unsinns die Kriterien der Demenz gegeben? Während die Handhabung des schriftlichen Ausdruckes in dieser Hinsicht Bedenken erregen könnte, so gibt die Notenschrift hierfür keinen Anhalt. Denn diese soll augenscheinlich, wie schon in der Überschrift angedeutet, weiter nichts sein als eine scherzhafte Nachbildung, um den Eindruck eines in Musik gesetzten Liedes zu erwecken. Ziehen wir ferner von der Schrift die „groben" Fehler ab, deren Entstehung uns neben der großen Flüchtigkeit die in der Anamnese enthaltene Bemerkung, Patient habe nur schlecht schreiben gelernt, erklärt, so bleiben zwar immer noch einige Unverständlichkeiten zurück, es entwickelt sich aus dem Ganzen jedoch ein unverkennbarer Zusammenhang mit Anklängen an ein bekanntes Volkslied. Ferner fehlen in dem Gesamtbild Maniriertheiten, Iterativerscheinungen etc., wie wir sie später bei den hebephrenen Prozessen (und um einen solchen könnte es sich hier doch höchstens handeln) kennen lernen werden.

Charakteristisch für Manie ist dagegen in dieser Schriftprobe die große Flüchtigkeit, welche der unermüdliche motorische Drang dieser Kranken mit sich bringt; ferner der durchgehends gewahrte gedankliche Zusammenhang trotz unbedenklicher Anwendung irgendwelcher beliebiger Ausdrücke, wenn das richtige Wort nicht sogleich zu Gebote steht. Endlich fehlt auch die „manisch-heitere Grundstimmung" nicht.

Es ist nicht immer leicht, die Schriftstücke periodisch Manischer von denen bei beginnenden degenerativen Psychosen, wie dementia praecox, Katatonie, auf den ersten Anblick zu unterscheiden, da motorischer Drang, Ideenflucht, heitere Stimmung etc. bei beiden vorhanden sein können. So ist ja auch klinisch die Ähnlichkeit manchmal sehr groß und hat schon oft zu Fehldiagnosen verleitet (vergl. No. 31, Krankheitsgeschichte). Ein Hauptunterscheidungsmerkmal bildet die Beobachtung, daß die schriftlichen Produkte bei degenerativen Formen des logischen Zusammenhanges mehr oder weniger entbehren, häufig sogar nur sinnlose Wortreihen darstellen und, äußerlich der Schrift Geistesgesunder gleichend, durch manirierte Ausdrücke, Wiederholungen etc. auffallen, während ein Manischer bei aller Eile und Ideenflüchtigkeit stets bis zu einem gewissen Grade logisch und zusammenhängend zu schreiben und sich seiner gewöhnlichen Ausdrucksweise zu bedienen pflegt. Letzteres ist hier der Fall.

No. 24 und 25. Periodische Manie.

Es seien noch zwei Schriftproben periodisch Manischer wiedergegeben, die beide äußerlich insofern miteinander Ähnlichkeit haben, als sie auf Klosetpapier geschrieben sind. Dies ist durchaus nicht etwa zufällig. Denn diese Kranken, die sehr oft die Schreibkunst als einen besonderen Zweig ihres motorischen Dranges pflegen, greifen zu allem nur irgend Beschreibbaren, das ihnen in die Hände fällt. Empfangene Briefe und Postkarten müssen den noch freien Raum für ihre Ergüsse hergeben; Wachberichte, Fiebertabellen, Speisezettel sind ihnen nicht heilig und schließlich — ist alles erreichbare Papier verbraucht —, so bemächtigen sie sich einiger Hände voll des stets bereitliegenden Seidenpapiers und setzen, ohne an der eigentlichen Bestimmung ihres Schreibmaterials Anstoß zu nehmen, ihre schriftstellerische Tätigkeit fort.

In unserer Klinik gibt es ferner ein Gebiet, das von den meisten männlichen Manischen bisher bearbeitet wurde: die Küche und das Küchenpersonal! Unzählige Briefe mit stets verwandtem Inhalte sind bereits durch die Aussicht auf das Küchengebäude inspiriert worden.

No. 24

ist ein Beispiel dafür. Der Kranke ist 41 Jahre alt und hat zur Zeit den zweiten Anfall von periodischer Manie. Der abgebildete Zettel dient als Umschlag für eine Anzahl von auf gleichem Papier geschriebenen Mitteilungen an dieselbe Adresse. Die Schrift ist gewandt und bietet in der Zusammensetzung der einzelnen Komponenten nichts Besonderes. Bizarre Redewendungen, Schnörkeleien, Wiederholungen etc., die auf einen Demenzprozeß hinweisen könnten, sind nicht vorhanden. Es geht vielmehr ein durchaus einheitlicher Gedanke durch das Ganze. Die scherzhaften Wendungen deuten die gehobene Stimmung des Schreibers an.

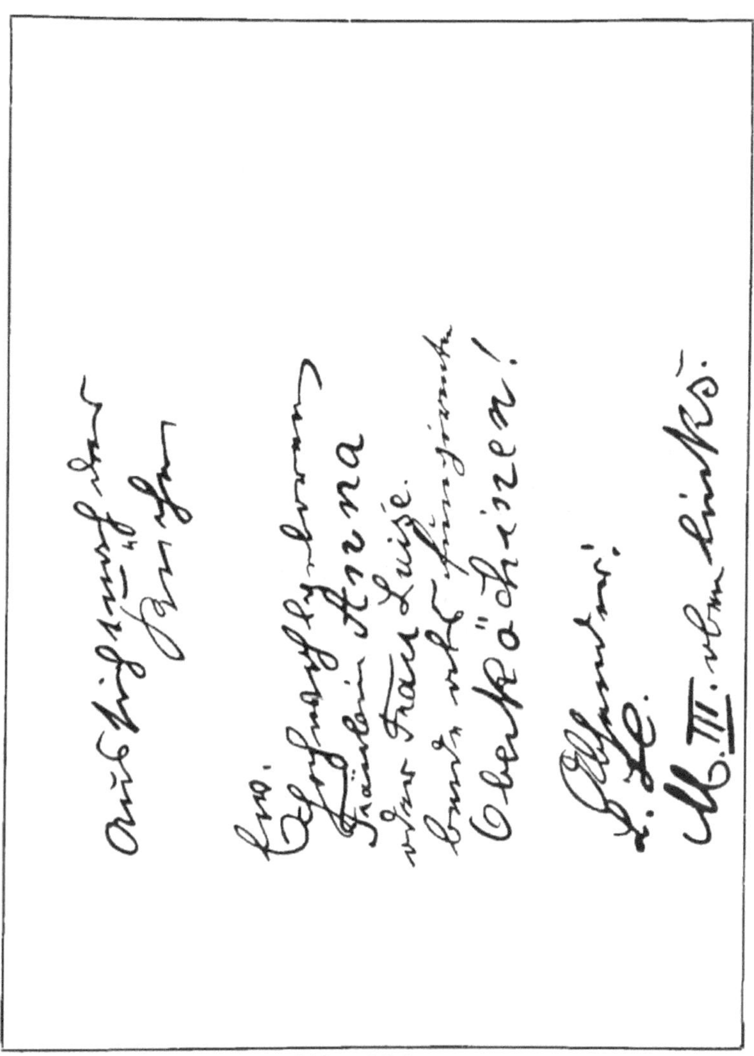

Größenverhältnis 1 : 1.

No. 24. Periodische Manie.

No. 25

ist der „Morgenrapport" eines anderen Maniakus, dessen motorischer Drang sich mehr auf häusliche Arbeit richtete, der dabei jedoch ebenfalls ein eifriger Schriftsteller war. Für die Handschrift an sich gilt das in No. 24 Gesagte. Ein gehobenes Selbstgefühl ist gleichfalls aus den Äußerungen ersichtlich. Das Sprichwort „Jeder soll kehren vor seiner Thür" ist augenscheinlich in scherzhafter Beziehung zu seiner eigenen besenführenden Tätigkeit gebraucht.

Die Unterschrift „Wilhelm I Joachim I" könnte die Vermutung nahelegen, daß eine schwachsinnige Größenidee vorläge. Da er jedoch Wilhelm Joachim heißt und von einer paranoisch-dementen Verwertung seines Namens in Wirklichkeit nicht die Rede ist, so muß diese Selbstbezeichnung ebenfalls als manischer Scherz aufgefaßt werden.

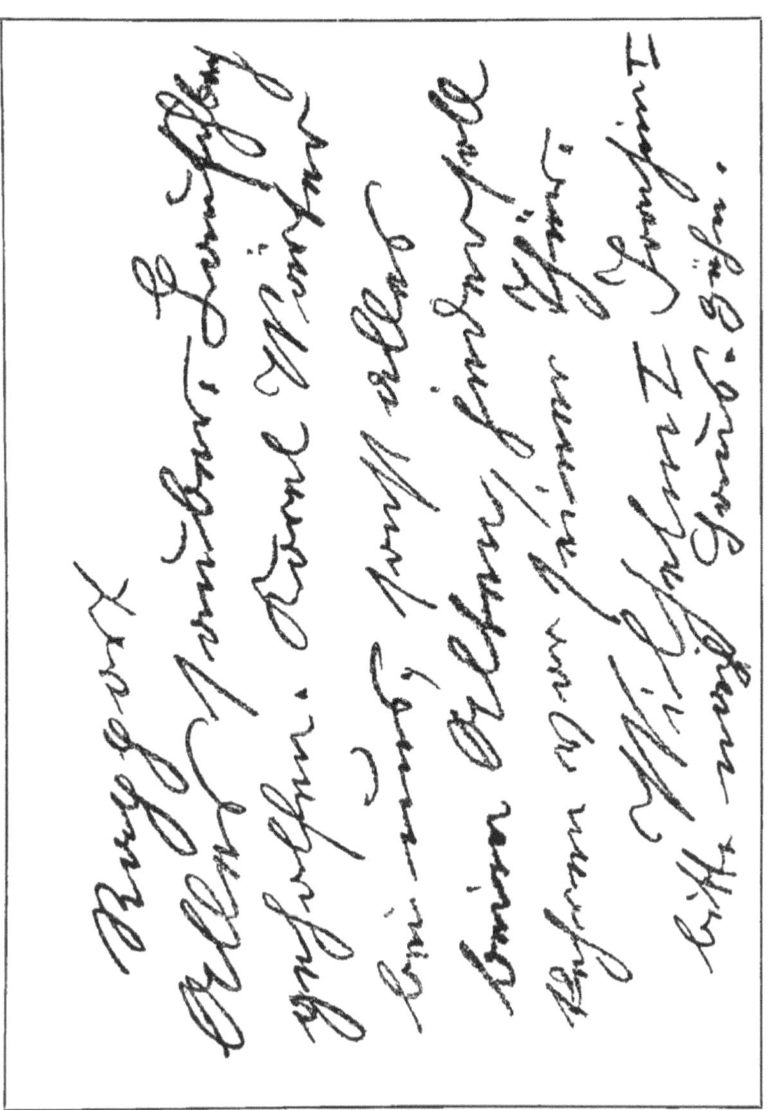

Größenverhältnis 1 : 1.

No. 25. Periodische Manie.

No. 26. Hemmung bei Melancholie.

Waren schon in der Handschrift Manischer keine eigentlichen krankhaften Störungen zu beobachten, wodurch sie sich wesentlich von der Schrift Gesunder unterscheiden, so gilt dasselbe für die Depressionszustände und die funktionelle Melancholie. Das einzige, was an der Schrift dieser beiden großen Gruppen von Geistesstörungen pathologische Veränderungen aufweisen könnte, ist der zeitliche Ablauf. Dieser läßt sich nun nicht durch bloße Abbildung der Schriftproben darstellen. Zu seiner Bestimmung werden, wie es z. B. in der Arbeit von A. Groß (vergl. Einleitung, S. 2) geschehen ist, am besten die vorn angegebenen Apparate benutzt. Für unsere Untersuchungen muß es genügen, mit der Uhr in der Hand die Schreibgeschwindigkeit zu messen, und das ist in dem folgenden Falle getan.

Es handelt sich um eine einfache Melancholie. Die Patientin will einen Brief nach Hause schreiben. Dabei tritt aber eine derartige psychische Hemmung ein, daß sie in 2½ Minuten nichts anderes fertig bringt als ihren Vornamen und Heimatsort. Den geringen Tremorerscheinungen und sonstigen kleinen Abweichungen in der Schrift entspricht nicht etwa ein Zittern der Hände, sondern sie entspringen nur einer infolge der Verlangsamung der Schreibtätigkeit erzeugten leichten Unsicherheit.

Die Krankheitsgeschichte bietet nichts Wesentliches. Der Fall ist aus der Sammlung des Herrn Professor Sommer entnommen und von ihm in Würzburg gesehen.

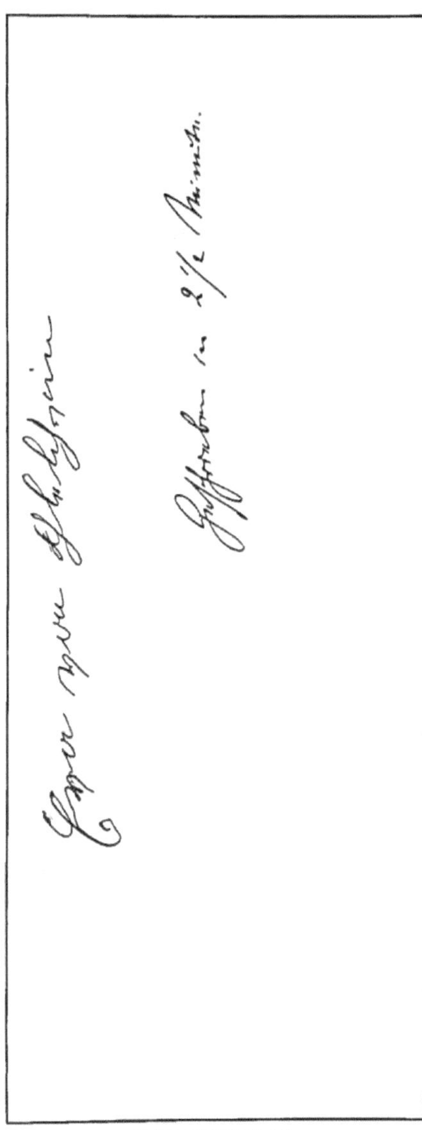

Größenverhältnis 1 : 1.

No. 26. Hemmung bei Melancholie.

No. 27. Halluzinatorischer Wahnsinn (akute Paranoia).

Krankheitsgeschichte: A. S., Tagelöhner, 31 Jahre alt, aufgenommen am 4. Oktober 1901. Hat früher öfter Kopfschmerzen und Erregungszustände gehabt, auch schon einmal vor drei Jahren „Stimmen von Verfolgern" hinter sich gehört. Die jetzige Erkrankung bricht ganz akut aus, nachdem er einige Tage bei der Arbeit reichlich Schnaps getrunken hatte. Er glaubt, man wolle ihn töten; irrt darauf einige Tage, von intensiven Sinnestäuschungen verfolgt, im Lande umher, wird in ein Krankenhaus gebracht und halluziniert dort weiter. Er hört, wie seine ganze Familie nebenan ermordet wird und erwartet jeden Augenblick, daß „die Mörder" auch zu ihm kämen. Nachdem in der Klinik dieser Zustand noch bis zum 15. Oktober gedauert hat, werden die Sinnestäuschungen seltener. In den Zwischenzeiten ist Patient zugänglich, zeigt kein paranoisches Mißtrauen gegen die hiesige Umgebung, ist jedoch hinsichtlich seiner Halluzinationen unbelehrbar. Dabei ist er stets genau zeitlich und örtlich orientiert. Bis Anfang Dezember finden hin und wieder heftige Erregungen statt, jedesmal auf Grund der wieder vernommenen Stimmen seiner beiden Verfolger „Karl" und „Wilhelm". Bemerkenswert ist die ganz genau abzugrenzende Amnesie für einen Teil der Nacht kurz nach dem Ausbruche der Psychose. — Körperlicher Befund: Mäßiger Hydrokephalus, schwer auslösbare Patellarreflexe (cerebrale Hemmung?), einzelne motorische Reizerscheinungen, wie Zuckungen im Facialisgebiete etc. Diagnose: Halluzinatorische (akute) Paranoia mit alkoholistischen und epileptischen Nebenzügen. Prognostisch wurde die Krankheit als transitorische Störung aufgefaßt (bei einem früher mit Hydrokephalus behafteten Manne, ausgelöst durch längere Alkoholexzesse). Diese Auffassung bestätigte sich trotz der bis in den Dezember hinein recidivierenden halluzinatorischen Erscheinungen. Dann aber verloren sich die „Stimmen" dauernd, so daß Patient bei

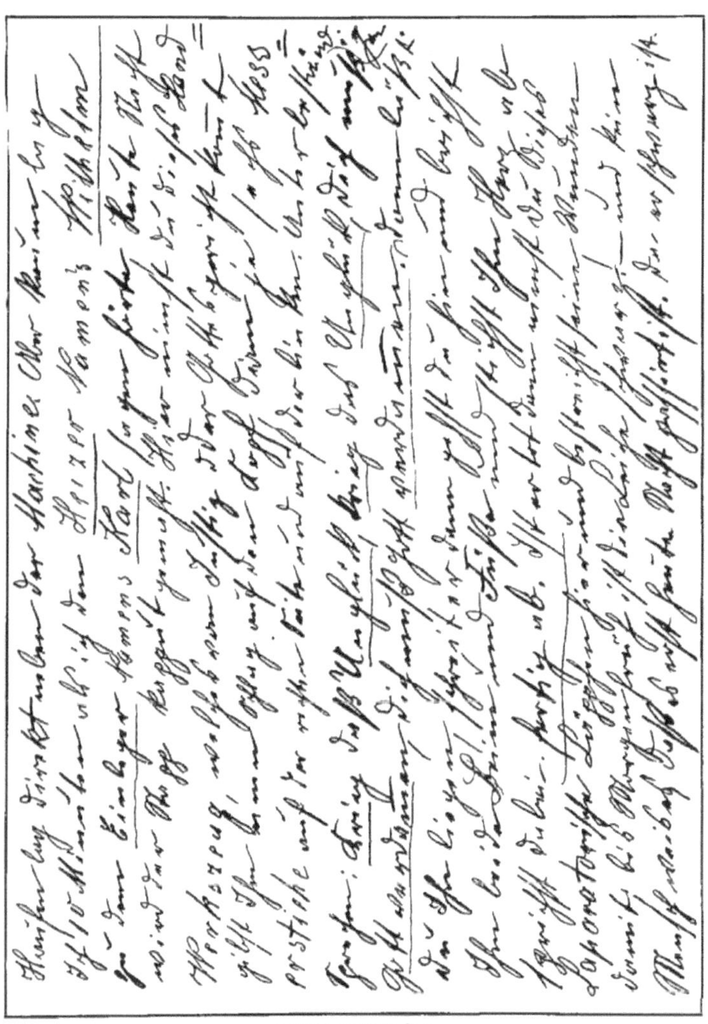

Größenverhältnis 3 : 4.

No. 27. Halluzinatorischer Wahnsinn (akute Paranoia).
Geschrieben am 5. Oktober 1901.

seiner Entlassung am 8. März 1902 als genesen bezeichnet werden konnte.

Die Schriftprobe stammt aus den ersten Tagen seines Aufenthaltes in der Klinik. Es ist ein Ausschnitt aus einem langen Berichte, den er auf Aufforderung über seine Leidensgeschichte verfaßte. Auf eine genaue Analyse des Schreibens kann hier verzichtet werden, da die Schrift an sich, außer seltenen Anzeichen eines mäßigen Tremors, keine motorischen oder koordinatorischen Störungen bietet. Dagegen ist die Schilderung seiner Sinnestäuschungen mit jener der unmittelbaren sinnlichen Wahrnehmung entspringenden Lebendigkeit geschrieben, die an der felsenfesten Überzeugung des Verfassers keinen Zweifel läßt.

Für eine chronischverlaufende Paranoia sind diese Sinnestäuschungen zu massenhaft und elementar, ihre Beschreibung zu offenherzig; es fehlt die Reflexion, das im Hintergrunde lauernde Mißtrauen, das sich bei Paranoischen nicht gegen von außen hergekommene Personen, sondern meist direkt gegen die Umgebung richtet. Andererseits ist es unmöglich, in diesen rein akustischen Wahrnehmungen die Delirien eines Alkoholikers zu sehen, bei welchem die optischen, in steter Bewegung begriffenen Bilder neben Symptomen von Verwirrtheit im Vordergrund zu stehen pflegen. Am meisten Ähnlichkeit hat der aus unserer Schriftprobe und der Krankheitsgeschichte hervorgehende Zustand vielleicht noch mit den in epileptischen Dämmerzuständen auftretenden heftigen Erregungsausbrüchen auf Grund elementarer Sinnestäuschungen. Dazu paßt auch die bei Hydrokephalus oft gefundene epileptische Veranlagung. Doch eine Amnesie über eine so kurze Zeit wie hier dürfte bei einem Dämmerzustande, der sich über Tage hinaus erstreckt, wohl kaum vorkommen.

No. 28. Katatonie.

Krankheitsgeschichte: E. M., Fabrikarbeiterin, 24 Jahre alt. Aufgenommen am 28. Januar 1898. Beginn August 1897 mit Verdauungsbeschwerden, Bleichsucht und lange anhaltender psychischer Verstimmung. Darauf Unfähigkeit, brauchbare Arbeit zu leisten. Seit November Erregungszustände, Irrereden und „Krämpfe". Mehrfache Suicidversuche. In der Klinik anfangs erregt; bald deutliche Stereotypien, Iterativerscheinungen, kataleptische Haltungen und Negativismus. Transferierung nach Hofheim als ungeheilt am 16. November 1898.

Die Schriftprobe vom 30. März 1898 macht, im ganzen betrachtet, einen sauberen, korrekten Eindruck. Die horizontale Linie ist eingehalten, die Zeilen haben gleichen Abstand voneinander. Form und Größe der Buchstaben bleibt gleichmäßig, ebenso die Auf- und Grundstriche. Keine Schnörkel und sonstigen Zutaten, keine Zeichen von Ataxie. Die Buchstaben bilden richtig zusammengesetzte Wörter, in denen keine gröberen Auslassungen etc. vorkommen.

Geht man jetzt aber auf die Vereinigung der Wörter zu Sätzen ein, so stößt man auf einen Mangel jeglichen grammatikalischen und logischen Zusammenhanges. Das gewählte Beispiel ist geradezu klassisch zur Illustration der katatonischen Iterativbildung. Man sieht es der Schrift an, wie der Schreiber von einzelnen Wörtern und Buchstaben nicht loskommen kann, wie dieselben beständig variiert werden und sich so gewissermaßen als Leitmotiv durch das ganze Schriftstück hinziehen.

So wird z. B. aus „Bade" weitergebildet: Baden, Buden, Bauf, Bandenf (letztere beiden wiederum eine Komposition mit „auf den"), Bauten, — und (auf der anderen Seite) Buf, Budenden, Buft, Buben. Ferner: Eltern, Elten, Eein, Enter, Erten. Diese (associativen) Reihen sind stereotyp mit „auf den", „mauf den" und anderen Wortelementen derselben Abstammung verbunden.

Von den Wiederholungen, die auch bei Paralytikern häufig vorkommen (vergl. No. 1—3), sind diese „Iterative" gänzlich verschieden.

Werden bei Paralyse infolge von Gedächtnisschwäche und Demenz einfach Wiederholungen von Buchstaben und Wortteilen vorgenommen, so ist für die Schrift von Katatonen das Haften an den einmal ge-

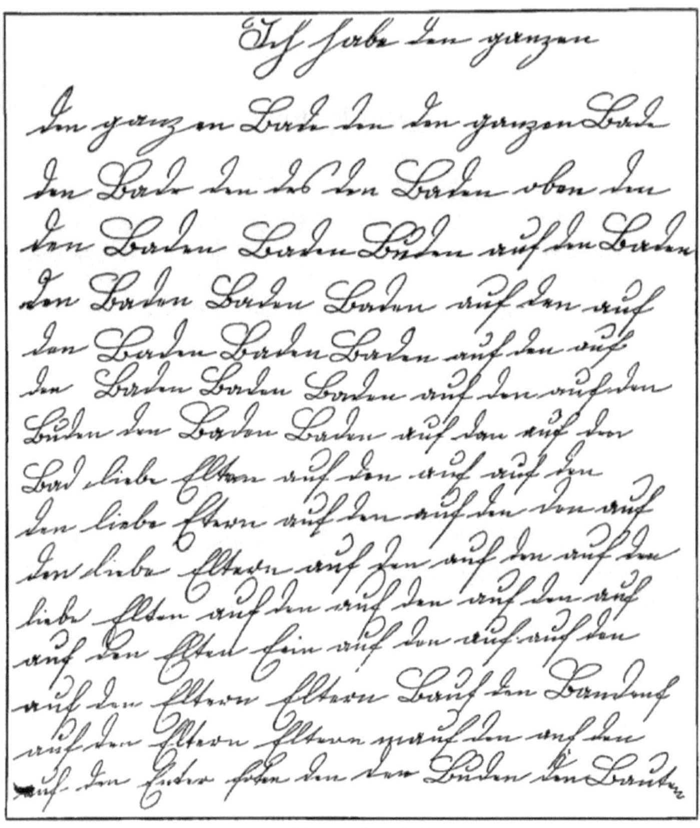

Größenverhältnis 2 : 3.

No. 28. Katatonie. Geschrieben am 30. März 1898.

schriebenen Wörtern und Sätzen, die an sich ganz richtig geformt sein können, außerordentlich charakteristisch. So läßt sich z. B. aus vorliegender Schriftprobe die Diagnose „Katatonie" auch ohne spezielle Kenntnis des Falles, aus der Schrift allein, mit voller Bestimmtheit ableiten.

No. 29. Katatonie.

Krankheitsgeschichte: A. B., Anstreicher, 27 Jahre alt. Früher stets gesund, hat zwei Jahre gedient. Sehr langsame Entwickelung der Psychose. Häufige Streitigkeiten und Raufereien, mehrfache Gefängnisstrafen. Fühlt sich stets als der Unschuldige. Allmählich Hervortreten von unbestimmten religiösen Ideen; er sei von Gott erhört, Gott bevorzuge ihn etc. Im Gefängnis wird er aggressiv, „weil Gott es befohlen hat"; starke Erregungszustände. Aufnahme am 2. April 1900. In der Klinik entwickelt sich die Krankheit immer mehr zum Bilde der Katatonie mit schnellem Übergange in Schwachsinn.

a) In der ersten Schriftprobe tritt die Iterativbildung, die sich in der vorigen auf Wiederholung von Wörtern und Silben erstreckte, in der Weise hervor, daß ganze Reihen durch zwei stets abwechselnd wiederkehrende Buchstaben ausgefüllt werden (der Raumverhältnisse halber ist hier untereinander abgedruckt, was nebeneinander gehört. Es ist also die vierte Zeile dieser Probe die direkte Fortsetzung der ersten, und am Schlusse ist auch hiervon noch ein Stück abgeschnitten). Das „he" erschöpft sich jedoch nicht in dieser einen Zeile, es bildet vielmehr hier das „Motiv", von dessen Bedeutung schon mehrfach die Rede war. Nur ganz wenige Worte sind von einer Verquickung mit dem h verschont geblieben. Aber auch diese sind nicht in gewöhnlicher Schrift geschrieben, sondern sind in höchst manirierter Weise mit Schnörkeln versehen, welche sich nicht auf die großen Buchstaben beschränken, sondern ohne jede Auswahl große und kleine, Anfangs- und Schlußbuchstaben verzieren. Eine höhere Zusammensetzung der Schriftkomponenten als zu einigen wenigen richtig gebildeten Wörtern ist nicht verursacht; Sätze werden nicht gebildet.

b) In diesem Ausschnitte aus einem anderen Schreibprodukte treten die Iterative mehr in den Hintergrund. Auch hier ist das h wieder der bevorzugte Buchstabe. Die Verschnörkelungen werden immer grotesker und mit zunehmender Sinnlosigkeit auch geschmack-

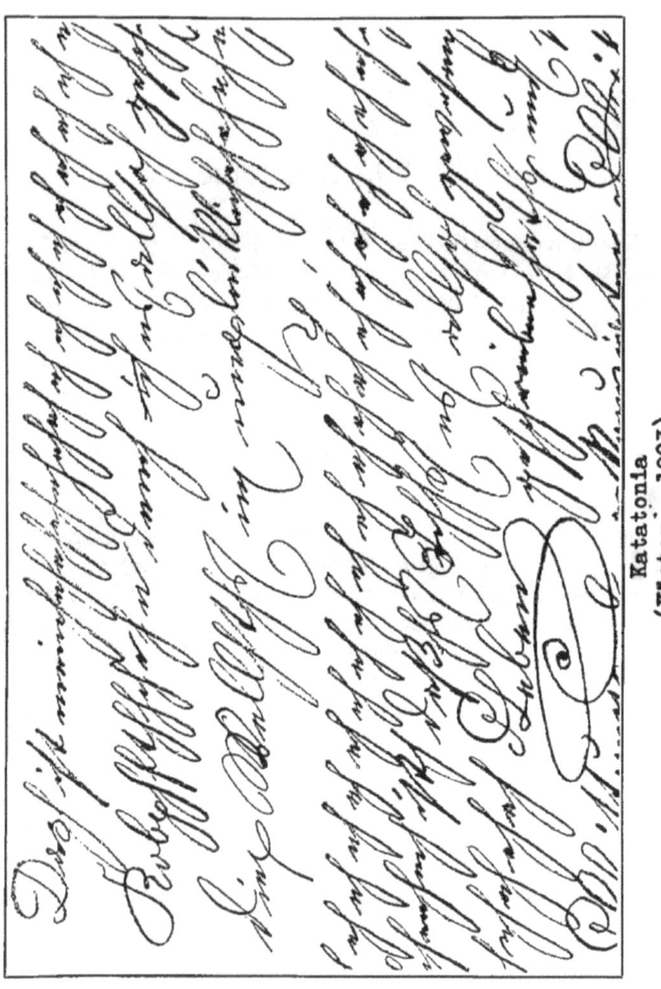

Katatonia
(Köster - 1903)

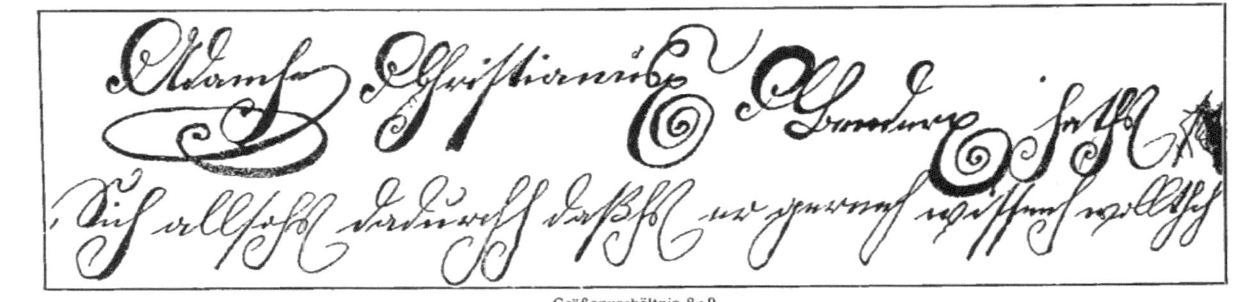

Größenverhältnis 8 : 9.

No. 29. Katatonie. b) Geschrieben am 6. Mai 1900.

loser. Man betrachte z. B. das am Schlusse von „Christianus“ angebrachte spiralische Ungeheuer!

Es spricht sich in der hier zu Tage tretenden Vorliebe für Schnörkeleien etc. der ziemlich weit fortgeschrittene Schwachsinn so deutlich aus, daß es für dessen Bestehen keiner Beweise mehr bedarf. Dieser Typus katatonischer Schreibweise nähert sich demnach sehr demjenigen, welchem wir bei der dementia praecox und paranoides wieder begegnen werden. Er ist eben für alle hebephrenen Prozesse charakteristisch. Die hier gefundenen Iterative bleiben dagegen als spezifisches Kennzeichen für den engeren Begriff der Katatonie bestehen.

No. 30. Katatonie.

Krankheitsgeschichte: M. K., 40 Jahre alt, Schneider; aufgenommen am 13. Juni 1901. In der Verwandtschaft ein Fall von Geisteskrankheit. Patient war in der Schule schwach begabt. Die ersten Spuren von geistiger Störung wurden schon im 12. Lebensjahre gelegentlich bemerkt, wenn er seine Schneiderarbeit plötzlich ganz verkehrt machte. Dann immer zunehmende Demenz. Arbeitete aber immer viel und willig. Keine körperlichen Abnormitäten. Zeitweise redet er halbe Stunden lang in schwachsinnig-katatonischer Weise mit reichlicher Iterativbildung. Stereotype Bewegung mit der rechten Hand an den Hals. Entwickelt sich in seiner Tätigkeit als Schneider zu einer wahren „katatonischen Arbeitsmaschine". Bleibt stets ein soziales Element.

Schriftprobe vom November 1901.

Bekannt ist die „Verbigeration" genannte sprachliche Erreglichkeit Katatonischer, die mit oder ohne äußere Veranlassung losbricht und einen nicht zu erschöpfenden Strom sinnloser Wortassoziationen produziert („Wortsalat"). Die gleiche Erscheinung wird auch in Schriftstücken bei Katatonie gefunden. Das vorliegende ist ein Beispiel für diese „schriftliche Verbigeration".

Geordnete Schrift, deutliche, gleichmäßige Buchstaben, die sich zu völlig korrekten Wörtern zusammenfügen und auch richtig gebildete Sätze liefern. Aber die Zusammensetzung des Ganzen bedeutet weiter nichts als eine Reihe von Satzkonstruktionen, die unwillkürlich an die Übersetzungsstücke der alten Grammatiken erinnern. Nach einem solchen „Merksatze" („dem Schullehrer Vetter sind sieben Pfennige auf die Erde gefallen") beginnen auch hier wieder die aus den vorigen Proben bekannten Iterative. Vom „Schullehrer Vetter" und den „sieben Pfennigen" kann der Schreiber nicht wieder loskommen, bis er sich in einem Rechenexempel verliert, das indessen der Lösung durch fünfmalige Wiederholung der Zahl „160" nicht näher gebracht wird. In dieser Weise geht es vier Seiten weiter. Eine einmalige Silbenwieder-

Lehrer Walter sind 7
Pfennig auf die Erde ge=
fallen. Für die 7 Pfennig
bist der Schullehrer Walter,
der Schullehrer Walter
Ich hab ein Streichholz an=
gesteckt und da die 2 Pfennig
wieder aufgehoben jetzt
bezahlt Ich 1. Mark und
3 Pfennig. Ich hab dem
Alten Ohs 30 Pfennig geben
für 2 Schoppen = und 160 =
und 160 = und dem Karl
160 = und 160 = und 160. Ein
M... N war bezahlt und da dem

Größenverhältnis 1 : 1.

No. 30. Katatonie. Geschrieben im November 1901.

holung („Schulleherer", fünfte Zeile) kann man zu den Iterativbildungen nicht hinzurechnen.

An einzelnen Stellen macht das Schriftstück fast den Eindruck, als ob es von einem Verwirrten herrühre (s. No. 16, 17 c und d). Aber die Klarheit der Schrift und der Mangel an Auslassungen und Wiederholungen von Buchstaben, Durchstreichungen und Verbesserungen wird in dieser Weise bei Verwirrten kaum zu finden sein. Es ist vielmehr gerade der automatische Ablauf von untereinander inhaltlich nicht verbundenen, aber an sich richtig gebildeten Wörtern und Sätzen für gewisse Formen der Katatonie bezeichnend.

No. 31. Katatonie.

Krankheitsgeschichte: B. H., Fabrikarbeiter, 24 Jahre alt; aufgenommen am 25. Oktober 1901. Früher stets gesund; erlitt im Juli eine Verletzung der Hand. Danach Depression, die im Herbst zu Aufregungszuständen führte. Läppische Reden mit religiösen Wendungen; motorische Erregung, heitere Stimmung. — Wird als „Manie“ der Klinik zugeführt. Hier dauert die „manische Erregung“ an, es fallen jedoch sofort die Zusammenhangslosigkeit und Maniriertheit der Reden und Stereotypien in Haltung und Bewegung auf. Diagnose: Katatonie.

Schriftprobe vom 6. November 1901. Die Buchstaben sind korrekt, nur einzelne zeigen mäßige Verschnörkelung, z. B. das G in „Gießen“, das a und o in dem ersten „Jakob“ etc. Die an sich richtig gebildeten Wörter und Sätze stechen von einem gewöhnlichen Schriftstücke durch ihre eigentümliche Anordnung ab. Es werden sechs Zeilen für die Überschrift verwendet und durch zwei seitliche, geschlängelte Linien abgegrenzt. Die ersten vier Zeilen, die von den fünf Wörtern: „Lieber Onkel! und Jakob Steffan!“ ausgefüllt werden, sind nicht nur durch die merkwürdige Verteilung des Platzes auffällig, sondern fast noch mehr durch die mit „und“ verbundene Koordination zweier ganz verschiedenwertiger Allokutionen. Derselbe Adressat, der anfangs „Lieber Onkel“ betitelt ist, muß sich danach die ungewöhnliche Ansprache mit Vor- und Nachnamen gefallen lassen, um sich endlich in der sechsten Zeile ganz formlos mit „Lieber Jakob!“ angeredet zu sehen, nachdem ihm allerdings noch vorher seine Charge beigelegt worden war.

Nach dieser manirierten Überschrift folgen drei völlig einwandsfreie Zeilen, die auch ihrem Inhalte nach zutreffend sind. Die beiden letzten Buchstabenreihen sind dagegen gradeso unmotiviert verkürzt wie die Überschrift.

Alles in allem bietet diese Schriftprobe keine Anhaltspunkte für die Annahme von Demenz, und es wäre somit gegen die Diagnose „Manie“, mit welcher der Kranke, wie erwähnt, hereingeschickt wurde, nichts einzuwenden, wenn nicht der unverkennbare Zug einer mani-

1.

Giesen, den 6, 11 1901.

Lieber Onkel!
und
Jakob
Steffan!
(Werkmeister)

Lieber Jakob!

Ich bin jetzt schon
etwa 10 Tage hier, und
fühle mich ganz wohl!
Bin auch wieder
richtig gesund.

Größenverhältnis 9 : 10.

No. 31. Katatonie. Geschrieben am 6. November 1901.

rierten Schreibweise Bedenken erregte. Im Zusammenhange hiermit erhält auch vielleicht die Beobachtung, daß einzelne Buchstaben Neigung zu Schnörkeln aufweisen, besondere Bedeutung. Katatonische Wiederholungen, Wortneubildungen etc. sind dagegen hier nicht aufzufinden.

Während also die drei vorhergehenden Beispiele für die Schrift bei Katatonie fast an sich die Diagnose ermöglichten, so sind in dieser im Beginne der Krankheit geschriebenen Schriftprobe nur Andeutungen dieser Psychose enthalten.

No. 32. Idiotie infolge organischer Hirnkrankheit.

Krankheitsgeschichte: J. S., 34 Jahre alt, aufgenommen am 1. September 1900. Patient stammt von gesunden Eltern ab. Hatte als Kind Hirnhautentzündung und Krämpfe, auch stottert er seit seiner Kindheit. War acht Jahre in der Volksschule ohne auch nur Rechnen, Schreiben und Lesen gelernt zu haben. Bekam häufig heftige Erregungen, besonders wenn er geneckt wurde. Befund: Läppische Haltung und Gang. Mitbewegungen der Gesichtsmuskulatur beim Sprechen (Stotterer!). Herabgesetzte Schmerzempfindung. Patellarreflexe wegen Spannung nicht auslösbar, aber im neurologischen Sinne vorhanden. Am Schädel sind Zeichen eines Hydrokephalus mit Nahtverknöcherung nachweisbar. Seine geistigen Fähigkeiten sind äußerst gering; er vermag nicht einmal Rechenaufgaben wie 1×3 oder $3 - 1$ zu lösen. Orientiert ist er einigermaßen über seine Person und Umgebung, dagegen mangelt ihm jedes Zeitverständnis. Durch Bemerkungen, welche die anderen Patienten über ihn machen, ist er jederzeit leicht in die größte Wut zu versetzen. Entwickelt sich zu einem sehr störenden Element, da er nicht drei Tage mit denselben Kranken zusammen sein kann, ohne sich von ihnen verhöhnt zu glauben. — Diagnose: Idiotie nach organischer Hirnkrankheit (Hydrokephalie) im jugendlichen Alter. Am 9. Februar 1901 Transferierung in eine Pflegeanstalt.

Schriftuntersuchung am 3. September 1900. Zum Spontanschreiben erweist er sich dabei als völlig unfähig. Dann wird es mit dem Diktatschreiben und endlich mit dem Nachschreiben versucht. Er legt sich den Federhalter unbeholfen zwischen Daumen und Zeigefinger und schreibt langsam und zögernd.

a) Diktat: „Johannes Strack aus Villingen". Die Schrift verläuft bogenförmig nach oben. Die Buchstaben machen einen sehr kindlichen Eindruck und setzen sich aus einzelnen wellenförmig geschlängelten Strichen zusammen. Im obersten Worte „Johannes" folgen

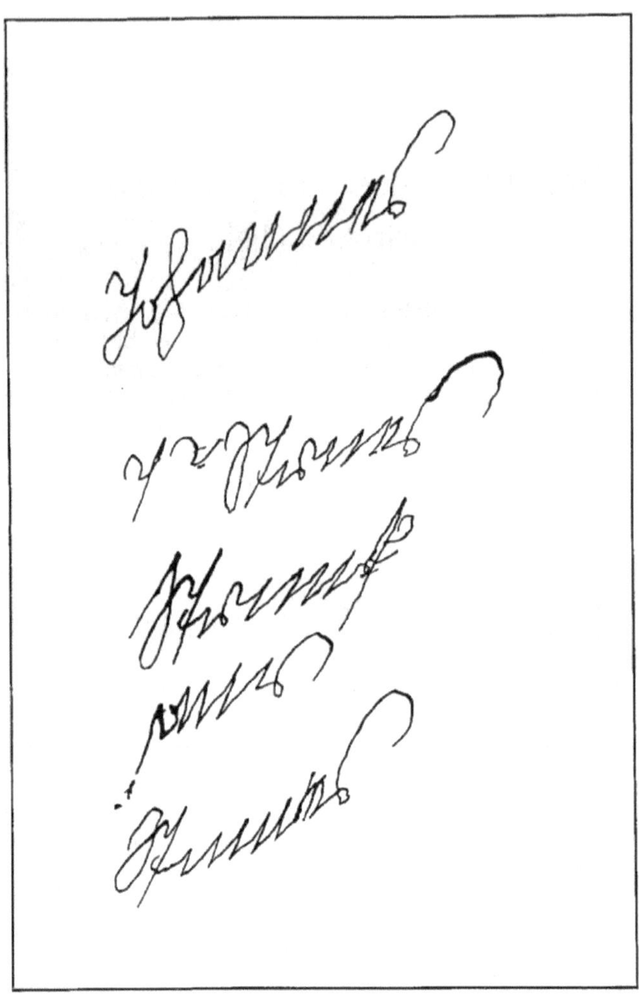

Größenverhältnis 1 : 1.

No. 32. Idiotie infolge organischer Hirnkrankheit.
a) Geschrieben am 3. September 1900.

die Buchstaben noch in der richtigen Reihenfolge, alles andere mißlingt. Dabei finden sich fortwährend Wiederholungen einzelner Buchstaben und Silben aus „Johannes“. So wird vor dem zweiten Worte

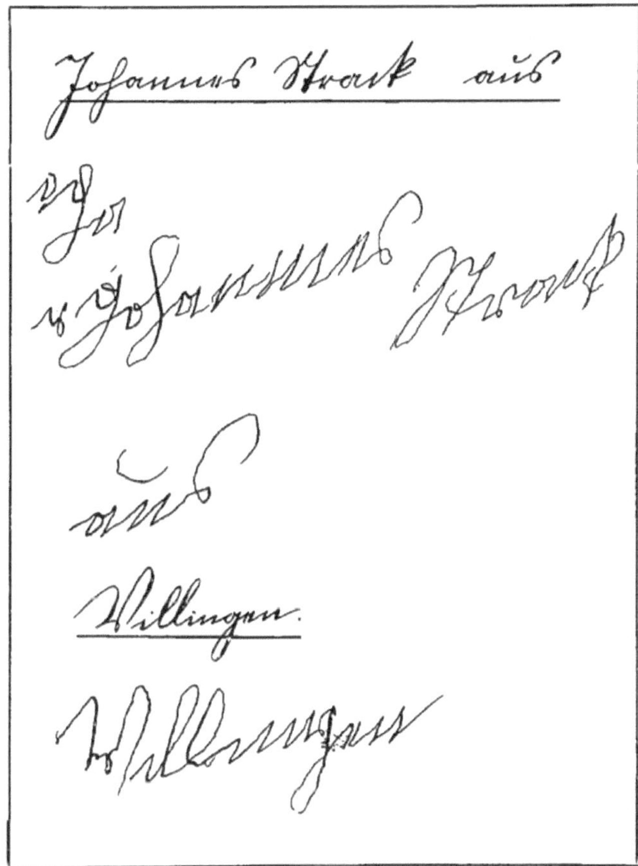

Größenverhältnis 1 : 1.

No. 32. Idiotie infolge organischer Hirnkrankheit.
b) Geschrieben am 3. September 1900.

erst zweimal ein Stück von dem J geschrieben, dann endigt es nach dem zutreffenden Anfange „Str“ mit der vorigen Endung „nes“. Selbst bei dem „aus“ klebt er an der Erinnerung des „ns“, und statt des

Ortsnamens „Villingen“ wird endlich noch einmal das St und „nes“ nebst einigen zwecklosen Auf- und Grundstrichen wiederholt.

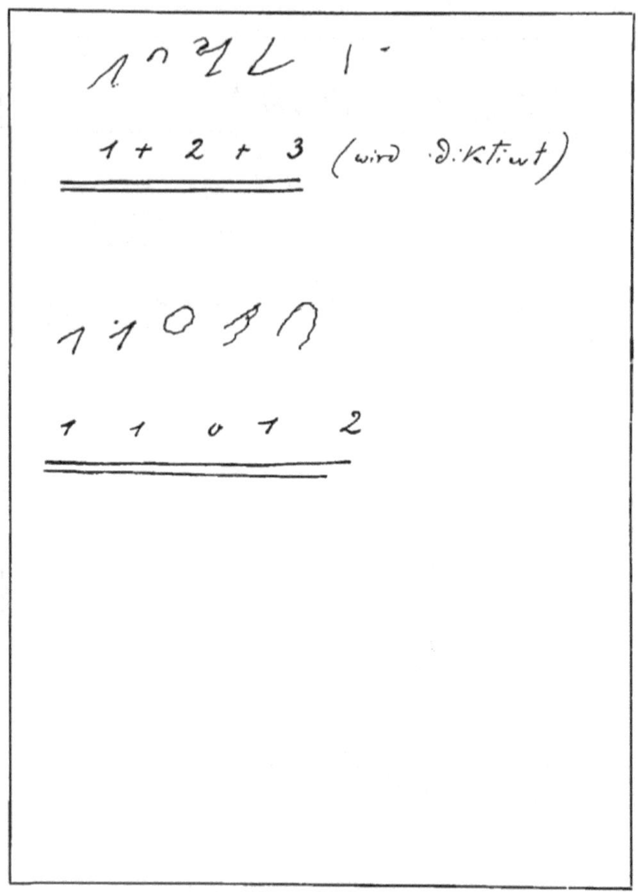

Größenverhältnis 1 : 1.

No. 32. Idiotie infolge organischer Hirnkrankheit.
c) Geschrieben am 3. September 1900.

b) Besser geht es schon mit dem Abschreiben. Es gelingt ihm wenigstens, wenn auch nach anfänglicher Verwirrung und mit vieler Mühe ein der Vorlage leidlich entsprechendes Faksimile zu produzieren.

Auch hier fällt neben dem anscheinend gegen a etwas gesteigerten Tremor die überaus kindliche Form der Buchstaben auf.

c) Bei dem Diktat der Zahlen von eins bis drei zeigt es sich, daß er mit seinen Kenntnissen bereits zu Ende ist. Außer der Eins

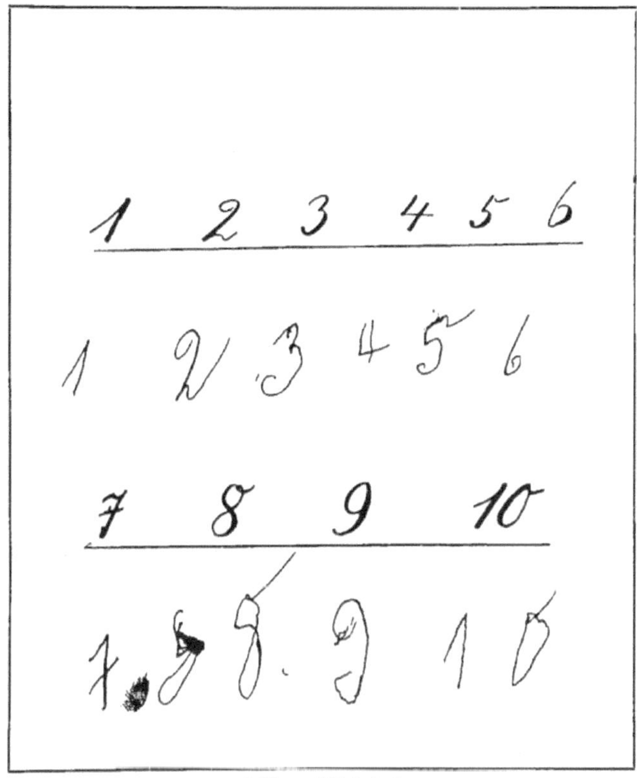

Größenverhältnis 1 : 1.

No. 32. Idiotie infolge organischer Hirnkrankheit.
d) Geschrieben am 3. September 1900.

kommt kein Bild heraus, das einer Zahl ähnlich sieht. Man wird sogar nicht fehl gehen, wenn man in dem zweiten und dritten Zeichen Anklänge an das in a) und b) vorkommende J (Johannes) sehen will. In dem darunter stehenden Versuch (vom Arzte vorgeschrieben) wird, ebenso wie in d), das Nachschreiben der Zahlen ungleich besser ausgeführt.

Überwöge beim Betrachten dieser Schriftproben nicht der bestimmte Eindruck einer Kinderhandschrift, so würde man, besonders bei den beiden nach Diktat geschriebenen Proben, an eine Paralytikerschrift denken müssen (vergl. No. 3). Es treten nämlich auch hier Auslassungen und Wiederholungen neben ganz sinnlosen Verbindungen in reichlicher Menge auf, und die schlechte Linienführung, der Tremor etc. würden ebenfalls für Paralyse passen. Dennoch sind außer der schon erwähnten kindlichen Ungewandtheit der Schrift, die auf einen sehr jugendlichen oder doch in der Entwickelung nicht vorwärts gekommenen Verfasser deuten, noch andere Anzeichen dafür vorhanden, daß hier nicht in ausgedehntem Maße wie bei Paralyse Kenntnisse und Fähigkeiten zugrunde gegangen sind, sondern daß solche überhaupt niemals bestanden haben.

Sehen wir daraufhin die vier Schriftproben durch, so finden wir eine Reihe von Buchstaben, die augenscheinlich infolge von Unkenntnis der richtigen, schulmäßigen Formen ganz falsch gemacht sind, z. B. das g in „Villingen“ (b), welches wie ein y gestaltet ist, die Zahlen der Probe c, wo außer der Eins trotz mehrfacher Bemühungen keine Zwei oder Drei herausgebracht wird. Ferner ist der Unterschied zwischen Diktat- und Nach-Vorlage-Schreiben zu groß. Ein Paralytiker, der bereits soweit vorgeschritten ist, daß er seinen Namen und die Zahlen 1, 2, 3 nicht mehr auf Verlangen schreiben kann, der vermag sie auch nicht mehr abzuschreiben. Hier dagegen wird beim Diktat gänzlich versagt, während das Kopieren ziemlich fehlerlos zustande kommt.

Da nun ein normales Kind — ganz abgesehen vom Tremor —, wenn es überhaupt schon schreiben gelernt hat, nicht so tief steht, wie der Schreiber dieser Schriftproben, so muß ein Zustand von Idiotie oder angeborenem Schwachsinn angenommen werden. Der Tremor ist dabei als ein Zeichen dafür anzusehen, daß diese Idiotie organisch bedingt ist. Denn es sind z. B. bei Hydrokephalen sehr häufig motorische Reizerscheinungen beobachtet worden.

Dies Beispiel für die Schrift der Idioten, obwohl die zugrunde liegende Krankheit anatomisch zu den organischen Hirnkrankheiten gehören würde, ist darum an dieser Stelle wiedergegeben, weil sich in den schriftlichen Produkten dieser Idioten, abgesehen von den Tremorerscheinungen, die gleichen klinischen Merkmale zeigen wie bei den angeboren Schwachsinnigen ohne morphologische Abnormitäten.

No. 33. Angeborener Schwachsinn.

Krankheitsgeschichte: J. K., Stallknecht, 18 Jahre alt. Vater Potator, eine Schwester des Vaters geisteskrank. Patient ist in der Schule nicht vorwärts gekommen, hat nur wenig lesen und schreiben gelernt. Galt stets als schwachsinnig. Seit einem Jahre treibt er sich nachts viel herum. Vor kurzer Zeit zerstörte er eine Baumschule und motivierte es damit, daß es ihm „jemand" geheißen habe. — Aufnahme am 27. Februar 1896. Körperlich nichts Abnormes. Geringe Asymmetrie des Kopfes ohne klinische Bedeutung. Schlaffe Haltung, leerer Gesichtsausdruck. Die Prüfung des Intellektes ergibt nur geringe Kenntnisse. Rechenvermögen und Schulkenntnisse fast gleich Null; Buchstabieren sehr schlecht. Gedruckte Schrift liest er mühsam, geschriebene nicht. Er kann nicht einmal seinen Namen spontan richtig schreiben. Abschreiben geht etwas besser. Auch sonst verhält er sich nahezu idiotisch. Er ißt z. B. derartig tierisch, wenn man ihn nicht hindert, daß er einige Male von den großen hinuntergeschluckten Brocken halb erstickt und sich danach übergeben muß. Diagnose: angeborener Schwachsinn.

Zwei Schriftproben von demselben Tage.

a) Auf einem Bogen zur Prüfung der Rechenfähigkeit, dessen vier mit abgedruckte Aufgaben einen Begriff von seiner Rechenkunst geben (die geschriebenen Zahlen rühren vom Arzte her!), soll er seinen Namen schreiben. Mit den Buchstaben eines ABC-Schützen, nur nicht mit der gleichen Sorgfalt, bringt er seinen Vornamen „Jakob" mühsam fertig, nachdem er die Klippe, statt des k ein b zu schreiben, glücklich umschifft hat. Sein Vorname genügt ihm jedoch offenbar nicht, und so fügt er denn noch ein o, f und e (?) hinzu. Seinen Nachnamen, der in Wirklichkeit mit einem K beginnt, fängt er mit H an und hört dann auf zu schreiben. Schließlich durchstreicht er noch das Geschriebene und verlöscht es teilweise.

b) Abschrift aus dem Gesangbuche. Höchst kindlich ungewandte Buchstaben, die an einzelnen Stellen geringe Tremorerscheinungen aufweisen. Die Linien, zuerst horizontal, neigen sich immer mehr nach abwärts. In dem ganzen Schreiben steckt kein Zeichen für eine selbständige Entwicklung der Handschrift, es ist vielmehr jeder Strich schulmäßig, ohne jedoch jemals die auf der Schule eingelernte Form zu erreichen.

Wie weit das Abschreiben nur mechanisch vor sich gegangen ist und wieviel der Schreiber von dem Inhalte begriffen hat, ist schwer zu entscheiden. Die verhältnismäßig große Anzahl von zum Teil den Sinn gröblich entstellenden Fehlern in diesen wenigen Zeilen lassen jedoch den Schluß zu, daß nur wenig Verständnis beim Abschreiben mit tätig gewesen sein kann. So ist z. B. viermal statt des deutschen

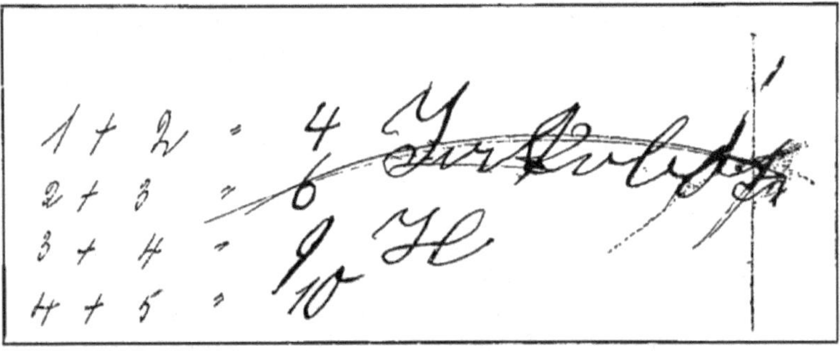

Größenverhältnis 1 : 1.

No. 33. Angeborener Schwachsinn. a) Spontanschreiben. Geschrieben am 27. Februar 1896.

Lang-s ein f gemacht; hinter dem r in „Verlangen“ (zweite Zeile) ist ein überflüssiger Auf- und Grundstrich hinzugefügt; statt „setze“ ist „setzte“ geschrieben, was gar keinen Sinn gibt; „Palmen“ ist verständnislos wiederholt für „Psalmen“; „mein“ statt „meinen“; „der“ statt „dir“ Dabei sind Auslassungen wie die des Apostrophes in „begegn'“, des c in „Fackel“ gar nicht berücksichtigt.

Aus der ersten Probe kann man keinen bestimmten Schluß auf die Art des Leidens ziehen, da unter Umständen ein Gehirnkranker oder ein Verwirrter ganz Ähnliches zustande bringen kann. Die kindliche Handschrift sagt uns aber, daß der Schreiber wahrscheinlich sehr jugendlich oder geistig sehr zurückgeblieben sein wird. Da nun die zweite Schriftprobe den kindlichen Ausdruck in hohem Grade beibehält und dabei so klar abgefaßt ist, daß der Verdacht auf eine Gehirnkrankheit, einen Dämmerzustand etc. aus-

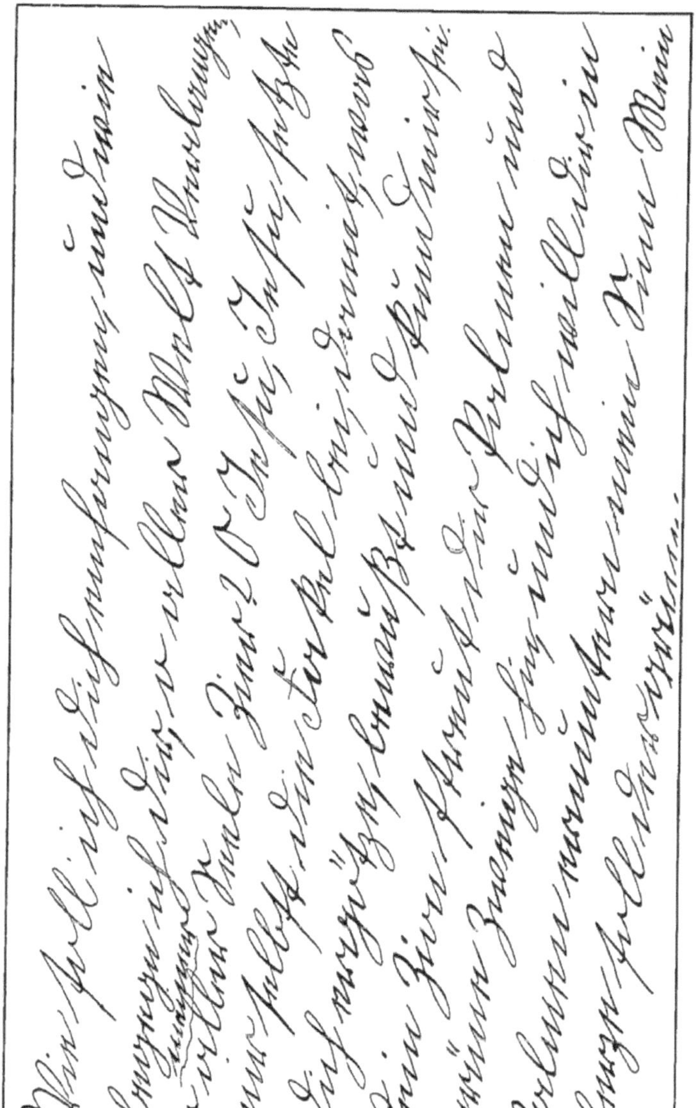

Größenverhältnis 6 : 7.

No. 33. Angeborener Schwachsinn.
b) Abschreiben. Geschrieben am 27. Februar 1896.

geschlossen werden muß, so bleibt bei dem hier gebotenen intellektuellen Tiefstande nur die Annahme einer angeborenen Geistesschwäche übrig.

Leider existieren von diesem Patienten keine ähnlichen Versuchsreihen, wie sie mit dem Idioten der vorhergehenden Nummer angestellt sind. Aber schon aus dem Vergleiche dieser Schriftproben mit jenen läßt sich erkennen, daß qualitativ die Leistungen beider auf der gleichen Stufe stehen, wenn sich auch bei unserem Patienten die motorischen Störungen nicht zeigen, die jener vielleicht infolge der bei ihm vorhandenen organischen Veränderungen darbietet.

No. 34. Primärer Schwachsinn mit katatonischen Zügen.

Krankheitsgeschichte: K. P., Bureauschreiber, 20 Jahre alt, aufgenommen am 14. Januar 1902. Keine erbliche Belastung nachweisbar. Früher stets gesund. Plötzlicher Ausbruch von Erregung Mitte Dezember 1901. Im Januar heftige Tobsuchtszustände. — In der Klinik stark motorisch, auch sprachlich sehr erregt. Häufige Wortneubildungen, manirierte Redewendungen und Paralogien. In der manieähnlichen Redeflucht treten dann wieder Pausen auf, in denen lange festgehaltene, ruhige Haltungen beobachtet werden. Der läppische Charakter der Psychose wird immer deutlicher. Diagnose: primärer Schwachsinn. Entlassen am 24. Februar 1902 in die Landesanstalt.

Schriftproben vom 14. und 16. Januar 1902.

Die erste, am Tage des Eintrittes in die Klinik aufgenommene Schriftprobe ist der Anfang eines Briefes, den der Kranke auf Aufforderung des Arztes an seine Eltern schreibt.

Die ungeheure Platzverschwendung ist das erste, das bei Betrachtung dieses Schriftstückes in die Augen fällt. Nicht allein, daß die Buchstaben viel zu groß für den Zweck des Schreibens ausfallen, auch die Ausnutzung der angefangenen Zeilen und ihr Abstand voneinander ist selbst für einen, der keine Lust zu einem langen Briefe hat und darum weitläufiger schreibt, viel zu extravagant. Die Schrift selber ist gewandt und fließend; die Buchstaben sind gefällig in der Form, die Wörter wohlgestaltet und die Zeilen ziemlich parallel gerichtet. Daß dabei mit großer Eile verfahren wurde, geht aus manchen Abrundungen an den Schriftzeichen, aus den zum Teil langgestreckten Schlußbuchstaben und den beim Ablöschen entstandenen Verwischungen hervor. Das gute Aussehen der Schrift wird jedoch dadurch nur wenig gestört, auch hat die erhöhte Schreibgeschwindigkeit keine Flüchtigkeitsfehler im Gefolge.

Bis hierher ist demnach der Zusammenhang der Schriftkomponenten gewahrt. Bei der Zusammenfügung der Wörter zu höheren Satzgliedern ist dagegen nur noch wenig davon zu bemerken. Der Anfang: „Hochgeehrtes Haus“ mutet als Anrede der Eltern sehr burschikos an und ist mit der sozialen Stellung des Schreibers durchaus nicht zu erklären. Doch mag dies nur als ungehörig, nicht als pathologisches Symptom hingehen. In dem jetzt folgenden aber fehlt auch den einzelnen Wörtern jeder Zusammenhang mit den benachbarten. Zweimal wird das Wort „Spazier“ ganz isoliert gebraucht, dazwischen eine Wortkomposition, bei welcher man sich auch nichts denken kann.

Erinnerte schon die Wiederholung von „Spazier“ an die katatonischen Stereotypien, so ist die dreimalige Anwendung des „hat Sie“, wobei in der letzten Zeile noch ein viertes und fünftes Mal an dieses „hat“ angeklungen wird, ein echt katatonischer Zug. An sich ist auch die Verbindung: er hat Sie wer hat Sie der hat Sie (NB. ohne Interpunktion und mit dem „Sie“ der Anrede) absolut unverständlich und nur klang-assoziativ gebildet, während bei einem Manischen, selbst in dem ideenflüchtigsten Geschreibsel, die einzelnen Sätze oder doch wenigstens Satzteile meist von einem leitenden Gedanken zusammengehalten werden. Zu beachten ist in den beiden letzten „Sie“ der manirierte Aufstrich des e, der bei beiden schnörkelhaft eingeschlungen ist. Die Deutung der drei quer an den rechten Rand geschriebenen A endlich ist ganz unmöglich.

Die zweite Probe bewahrt nicht einmal mehr annähernd den Eindruck eines zusammenhängenden Schreibens, sondern besteht aus kreuz und quer geschriebenen Wörtern. Nur die einzelnen Buchstaben gleichen den in a) beschriebenen noch völlig.

Sieht man sich zuerst die von links oben nach rechts unten gerichteten Wörter an, so findet man sechsmal das gleiche Wort ausgeschrieben und noch drei weitere Male angefangen. Anfangs macht es Mühe, es zu entziffern, bis man daraus den Namen „Geiger“ erkennt. Die Schwierigkeit besteht darin, daß das G äußerst manirierl geschrieben ist, indem der für den Buchstaben charakteristische, unter die Linie gehörige Teil auf die Linie gesetzt ist. Viermal wird außerdem noch hinter dem r eine auffallende Schleife gemacht, deren energischer Grundstrich in grader Richtung zwischen Doppelpunkten verläuft. Ob das Ganze die Nachahmung des einmal bei dem Träger des Namens gesehenen Namenszuges darstellt oder von ihm aus eigener Phantasie so ausgestaltet wurde, ist nicht zu entscheiden.

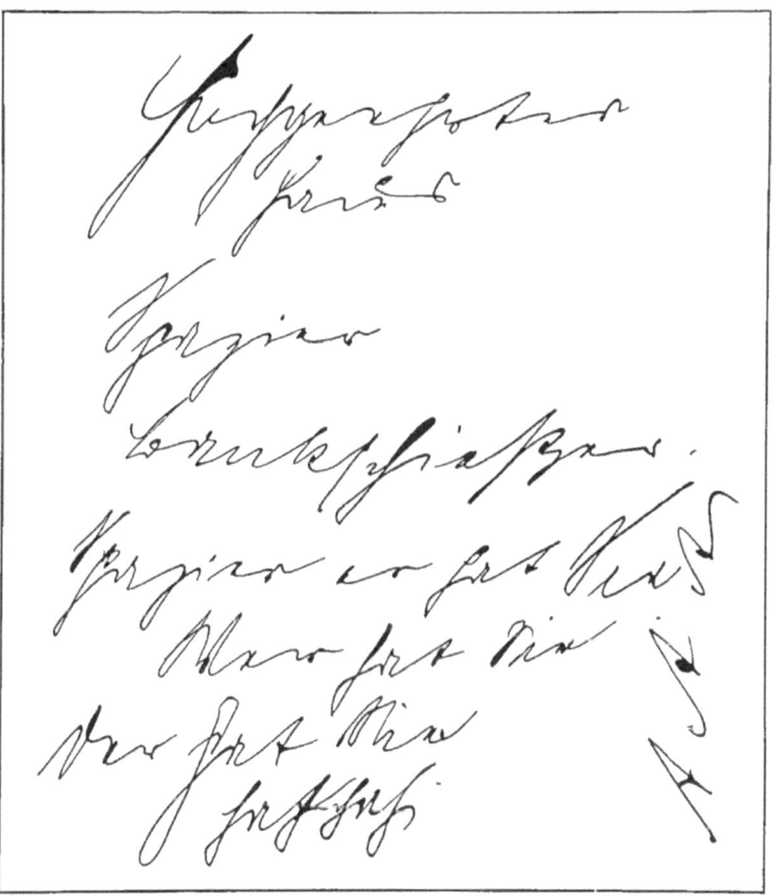

Größenverhältnis 6 : 7.

No. 34. Primärer Schwachsinn mit katatonischen Zügen.
a) Geschrieben am 14. Januar 1902.

Mit dem eigenen Namen, Pfeil, sind rechts hiervon ähnliche Versuche angestellt. Die beiden ersten Buchstaben sind weit auseinander gezogen, wobei das f solche Dimensionen annimmt, daß es so aussieht,

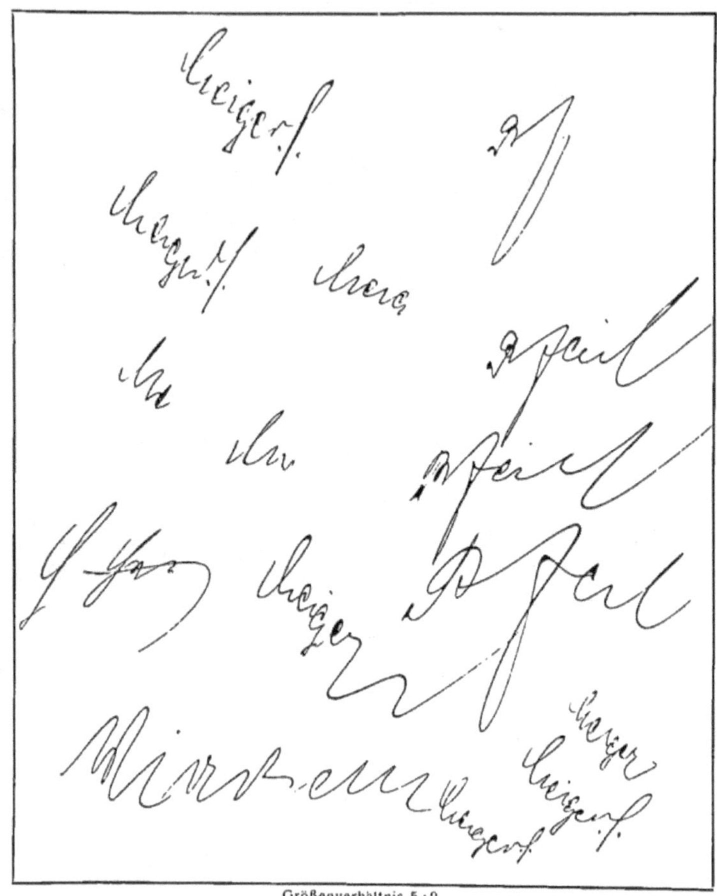

Größenverhältnis 5 : 9.

No. 34. Primärer Schwachsinn mit katatonischen Zügen.
b) Geschrieben am 16. Januar 1902.

als hieße er „Feil" und das P sei der Anfangsbuchstabe seines Vornamens. Dies tritt besonders in dem obersten, nicht ausgeführten Namenszug hervor.

Ganz unten findet sich noch ein Wort, das sich fast wie „Viaticum" liest, bei näherer Betrachtung aber undeutbar ist.

Die Wiederholungen des eigenen Namens in dieser zweiten Schriftprobe wiegen nicht so schwer wie die in a); denn es hat sich wohl jeder in jungen Jahren einmal darin gefallen, ganze Bögen mit seinem, in immer schöneren Linien geschwungenen Namenszuge zu bedecken! Wichtig dagegen ist die stereotype Niederschrift eines fremden Eigennamens in manirierter Verzerrung.

Die aus der Handschrift abzuleitenden Krankheitssymptome weisen also eher auf Katatonie hin, als auf primären Schwachsinn. Dementsprechend lautet auch die Diagnose des Krankenblattes: Primärer Schwachsinn mit katatonischen Zügen.

No. 35. Primärer Schwachsinn.

Krankheitsgeschichte: E. C., 33jährige Frau eines Kutschers, aufgenommen im Juli 1900. Beginn vor einem Jahre mit Größenideen und motorischer („manischer") Erregung. Sie kaufte sinnlos, machte eigentümliche, über ihren Stand hinausgehende Pläne, redete sehr viel und war dem Ehemanne auch hinsichtlich ihrer ehelichen Treue stark verdächtig. Eine ans kriminelle streifende Handlung führte sie endlich vor einen Sachverständigen und danach zur Begutachtung in die Klinik. Die Angehörigen glauben noch heute, daß sie geistig völlig normal sei. — In der Klinik zeigt sich grobe Kritik- und Einsichtslosigkeit und eine sehr hohe Meinung von ihren angeblichen Fähigkeiten.

Das vorliegende „epische" Gedicht wurde abgefaßt infolge einer Verletzung an der Brust, die sie sich durch Unvorsichtigkeit beigebracht hatte. An den Buchstaben und ihren weiteren Verbindungen sind keine auf organische und nervöse Komplikationen deutende Störungen vorhanden, das pathologische Moment tritt erst mit der Untersuchung des Zusammenhanges der Wörter und Sätze in die Erscheinung. Es wird jetzt klar, daß hier eine Krankheit zugrunde liegt, die es zwar nicht vermocht hat, den Schatz früher eingelernter Kenntnisse zu zerstören, daß jedoch die Urteilskraft bedenklich erschüttert ist.

Im ganzen genommen steht diese „Dichtung" etwa auf der gleichen Höhe, wie gewisse berühmt gewordene Literaturprodukte.

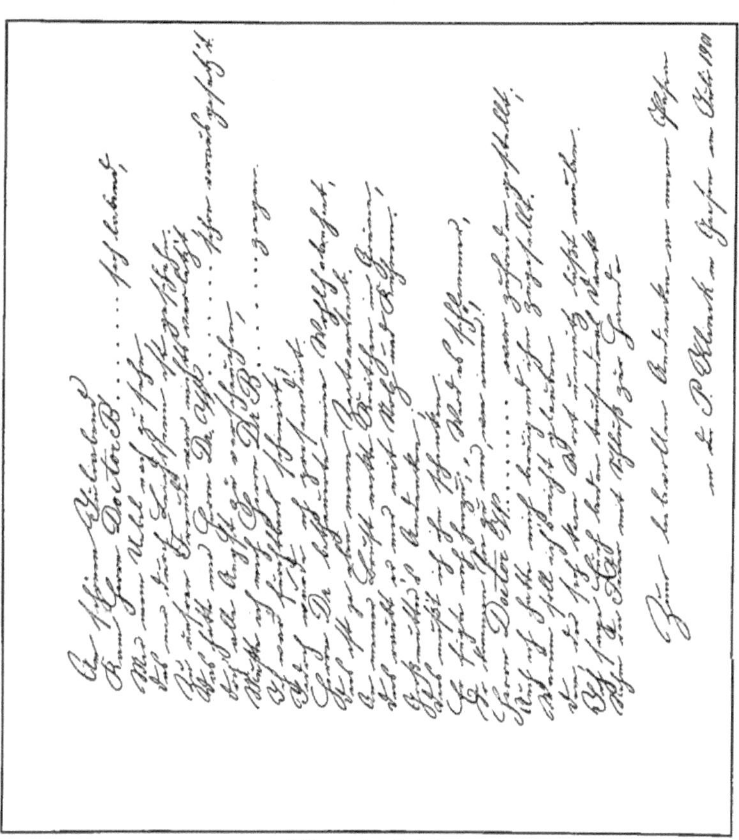

Größenverhältnis 3 : 5.

No. 35. Primärer Schwachsinn. Geschrieben im Juli 1901.

No. 36. Dementia paranoides.

Auch die jetzt folgende Schriftprobe vereinigt die gleichen Eigentümlichkeiten in sich: das Erhaltensein einer Summe von Kenntnissen und Erfahrungen, des Gedächtnisses etc. verbunden mit Selbstüberschätzung und Kritiklosigkeit. Doch treten hier ausgesprochene Größenideen sehr stark in den Vordergrund.

Der Brief rührt von einem 27jährigen Barbiergehilfen her, der im September 1900 in der Klinik aufgenommen wurde. Die Krankheit wurde bemerkt, als Patient eine Strafe wegen Körperverletzung abbüßte. Ihre Hauptäußerung waren phantastische Größenideen. Er sei der Großherzog von Braunschweig, mit allen Fürstenhäusern verwandt und unermeßlich reich. Seine Stimmung war meist heiter, sein Verhalten verträglich und durchaus harmlos. Entlassen am 25. Mai 1901.

Der Brief ist an den Kaiser und die Kaiserin gerichtet. Den Doppelnamen der letzteren faßt der Kranke so auf, als ob dadurch zwei verschiedene Personen bezeichnet würden. Aus dem Schreiben geht hervor, daß er sich in die Rolle eines nahen Verwandten vom Kaiserhause versetzt und dem Herrscher politische Ratschläge erteilt.

Für die Zusammensetzung der einzelnen Schriftteile trifft das in der vorigen Nummer Gesagte auch hier genau zu.

Es könnte hier jedoch gefragt werden, ob man infolge der in dem Schriftstücke hervortretenden Größenideen eine paranoische Färbung des Krankheitsbildes annehmen und die Diagnose: chronische Paranoia stellen müsse. Es ist diese Differenzierung aber nicht immer ganz scharf durchzuführen, so daß bei dem sonstigen Mangel wirklich paranoischer Züge die gewählte Bezeichnung als völlig zutreffend erscheinen muß.

Größenverhältnis 1 : 1.

No. 36. Dementia paranoides. Geschrieben am 10. Oktober 1900.

No. 37. Dementia paranoides.

Krankheitsgeschichte: L. W., Modelleur, 30 Jahre alt. Aufgenommen am 17. Oktober 1898 zur Beobachtung. Er hat 18 Vorstrafen wegen Bettelns, Landstreichens, Widerstandes etc. abgebüßt und soll wegen Angabe eines falschen Namens — „Aloys Friedolin Gottessohn, Vater: Abraham Gottessohn, Mutter: geb. Neugeboren" — verurteilt werden. In der Klinik mehrfache Erregungszustände, bezieht Äußerungen anderer auf sich, zeigt vage Größen- und Verfolgungsideen. Er habe schon seit 10 Jahren mit Geistern zu tun. Hat sich eine eigenartige Weltanschauung gebildet, z. B. die Menschen blieben nach dem Tode nicht, was sie waren; im Himmel würde der eine dies, der andere das u. a. m. Dann hat er die Gaunersprache um viele neue Ausdrücke bereichert; identifiziert u. a. „Gendarm" und „Heuschrecke" Zahlreiche Wahnbildungen ohne jeden logischen Zusammenhang. Reflexe im Anfange gesteigert, ebenso Fußklonus. — Diagnose: dementia paranoides. Am 20. April 1899 in die Landesirrenanstalt transferiert.

Schriftproben vom 23. und 27. Oktober 1898.

a) Die Liniierung ist vom Patienten vor Beginn des Schreibens durch Punkte angedeutet. Die Buchstaben bewahren im allgemeinen gleiche Größe und Form und passen sich ihrer Lage nach den punktierten Linien an. Fast sämtliche Auf- und Grundstriche, die an sich wohl markiert sind, verlaufen in fein geschlängelter Weise, aber ohne gröbere Abweichungen, so daß bei ihrer Ausführung wohl ein mäßiger Tremor (vergl. in der Krankengeschichte die gesteigerten Reflexe!) vorausgesetzt werden muß, Ataxie dagegen auszuschließen ist; denn die eigentümliche Verkrümmung der Grundstriche ist völlig willkürlich und dadurch zustande gekommen, daß in der Mitte abgesetzt und ein nach rechts konvexer Bogen beschrieben wird. Die Buchstaben, welche abgesehen von dieser Eigentümlichkeit in ihrer unbeholfenen Korrektheit einen recht kindlichen Typus darstellen, erhalten dadurch etwas Verschrobenes, so daß ein Rückschluß auf die geistige Höhe des 30jährigen Schreibers zulässig erscheint.

Größenverhältnis 9 : 10.

No. 37. Dementia paranoides. a) Geschrieben am 23. Oktober 1898.

Aus der Zusammensetzung der Buchstaben zu Silben und Wörtern ergibt sich nichts wesentlich Neues. Die äußerst mangelhafte Rechtschreibung etc. darf bei der Analyse nur mit Vorsicht verwertet werden und kann höchstens mit den anderen Symptomen zusammen auf eine verhältnismäßig sehr wenig fortgeschrittene Entwickelung hindeuten. Der grammatikalische Zusammenhang läßt jedoch weitere Schlüsse zu. Die (orthographisch richtig gestellte) Anrede: „Ober Professor-rath, Hochlöblicher geehrter Herr Professor" enthält das gleiche Symptom des Schwülstigen, Geschraubten, wie es bereits an der Form der Buchstaben erörtert wurde. Dieses Suchen nach möglichst erhabenen Titulaturen und überhaupt nach besonderen Ausdrücken findet sich sehr häufig in den Reden und Schriftstücken von Hebephrenen, wozu die von diesen Kranken in der Schrift vielfach angebrachten Verschnörkelungen, Verzierungen und sonstigen Wunderlichkeiten symptomatisch durchaus in Parallele zu setzen sind. Weiterhin (vierte Zeile) stoßen wir auf eine „Wahnidee" (vergl. Krankengeschichte), die sich durch alle seine zahlreichen schriftlichen Äußerungen hindurchzieht und sich daher von einer katatonischen Paralogie wohl unterscheidet.

b) In der zweiten Schriftprobe sind die Verhältnisse, was Form der Buchstaben etc. anbetrifft, etwa die gleichen wie in a), nur daß die Tremorsymptome weniger stark ausgeprägt erscheinen. Am Rande sind allerlei unzusammenhängende Schreibübungen angebracht, die der Vorliebe des Urhebers für Absonderlichkeiten erneut Ausdruck geben. Ferner ist hier besonders gut zu erkennen, welche Mühe er sich beim Schreiben gegeben hat. Prüft man den grammatikalischen und logischen Zusammenhang, so findet man eine Reihe neuer, gänzlich unverständlicher Wortbildungen, die zum Teil der Gaunersprache entlehnt sein mögen, wie z. B. Teckel = Gendarm; Ganfen = Betteln u. a., jedoch meist deutlich den Charakter phantastischer Neubildungen tragen und die, selbst wenn man sie nach einem von ihm „herausgegebenen" Wörterbuche zu erklären versucht, absoluten Unsinn ergeben.

In beiden Schriftproben bleibt das am meisten Charakteristische die Verzerrung der Buchstaben bei im übrigen sorgfältiger Schrift, eine Ausdrucksweise, die als ein eigentümliches Symptom des Schwachsinns anzuerkennen ist. Daneben bestehen paranoische Momente, welche jedoch bei ihrem gänzlich zusammenhangslosen Auftreten und ihrer überaus phantastischen Bildung eine selbst sehr weit in Schwachsinn übergegangene Paranoia unwahrscheinlich machen, vielmehr alle Kennzeichen einer primären Schwachsinnsform in sich vereinigen. Da nun eine Summe erworbener Kenntnisse (Patient ist

Größenverhältnis 1 : 1.

No. 37. Dementia paranoides.
b) Geschrieben am 27. Oktober 1898.

Modelleur), sowie das Erhaltensein mancher geistiger Kräfte, wie Phantasie, Ausdrucksfähigkeit, ein gewisser künstlerischer Sinn etc. das Bestehen eines angeborenen Schwachsinnes ausschließt, so ergibt die Analyse der Schriftproben zusammen mit der Anamnese eine genaue Übereinstimmung mit der durch die klinische Beobachtung festgestellten Diagnose eines primären Schwachsinnes mit paranoischen Zügen — der sog. dementia paranoides.

No. 38—41. Paranoia.

Bei Paranoia, derjenigen chronischen Geisteskrankheit, in deren Verlauf die allgemeinen geistigen Kräfte, insbesondere Logik und Gedächtnis, am längsten erhalten zu bleiben pflegen, kann man nicht erwarten, gröbere Störungen der Buchstaben und Wörter oder sonstige auffallende Erscheinungen in der Schrift zu finden. Dennoch gibt es auch für die Schreibweise Paranoischer gewisse Charakteristika, die in ausgeprägten Fällen pathognomonisch, aber auch in weniger fortgeschrittenen für die Differentialdiagnose: Paranoia oder Geistesgesundheit? schwer ins Gewicht fallen können.

Folgende vier Schriftproben Paranoischer enthalten diese Merkmale, jede in anderer, charakteristischer Weise. Bei der ersten, die von einem geistig noch relativ hochstehenden Querulanten herrührt, war es nötig, eine ganze Seite abzudrucken, um die eigenartigen Wendungen voll zur Geltung kommen zu lassen. Die zweite zeigt eine Erscheinung, die bei Beschreibungen von paranoischen Schriften mehrfach als für Verrücktheit kennzeichnend geschildert ist[1]), nämlich eine Art von Geheimschrift. Die dritte ist der schriftliche Ausdruck von lebhaften mit fixierten Wahnideen verbundenen Sinnestäuschungen und die letzte endlich gibt eine Vorstellung von der Gewalt der Verfolgungsideen.

---

[1]) Vergl. Lombroso, Handbuch der Graphologie, S. 131 f.

No. 38. Paranoia.

Krankheitsgeschichte: H. B., Bureauschreiber, 30 Jahre alt, aufgenommen am 11. März 1902. Mutter und ein Bruder sind geisteskrank. Seit einiger Zeit fühlt er sich in dem Geschäft „chikaniert“; glaubt, dies geschähe deshalb, um zu prüfen, ob er für höhere Posten geeignet sei. Im Anschluß daran entsteht die Wahnidee, er sei zum Schwiegersohn seines Chefs ausersehen. Dies führte dann zu fortgesetzten Belästigungen seines Brotherrn, wobei schließlich die Geisteskrankheit erkannt wurde. — In der Klinik spinnt er seine Wahnidee betreffs der Heirat weiter, queruliert beständig, verlangt in einer Menge von Briefen seine sofortige Entlassung.

Ein solcher Brief vom 11. Mai bildet die Grundlage für folgende Untersuchung:

Eine sauberere, sorgfältigere Handschrift, als die vorliegende, ist in der ganzen Sammlung nicht enthalten. Die Überschrift, der freigelassene Rand, die Linienführung — alles so tadellos korrekt, daß man sogleich den Eindruck eines von berufsmäßig geübter Hand abgeschriebenen dienstlichen oder kaufmännischen Schreibens bekommt. Dieser allgemeine Eindruck wird bei näherem Eingehen auf die Einzelheiten nur noch verstärkt. Jeder Buchstabe ist ein kalligraphisches Meisterstück, ohne daß der Charakter einer „ausgeschriebenen“ Hand dabei verloren geht. An den beiden großen G in „Gießen“ und „Großh.“ und weiterhin an den mit einem zierlichen Bogen umgebenen „Hier“ und, am Schlusse der Seite, „Freiheit“ sind Verzierungen angebracht, in deren Ausgestaltung Bureauschreiber und mit kaufmännischer Korrespondenz befaßte Leute meist große Fertigkeit erlangen. In der Aneinanderreihung der Buchstaben ist ebenfalls die gleiche Sorgfalt zu erkennen. Augenscheinlich ist beim Schreiben Linienpapier benutzt worden, so daß die Linien genau parallel, der Rand stets gleichweit vom Papierrand entfernt ist.

In der vierten und fünften Zeile soll etwas durch Unterstreichung hervorgehoben werden. Dieser Strich wird, der fast pedantischen Ge-

Giessen, den 12. V. 1902.

Großh. Direction der psych. Univers. Klinik

Hier

Der Samstag, sowie noch der gestrige Tag ist vergangen ohne in der noch in Rede stehenden Angelegenheit zu einem entgültigen Resultate zu gelangen, deshalb ich mein Schreiben v. 6. cr. aufrecht erhalten muß.

Es ist mir nunmehr absolut unmöglich diesem Thun und Treiben hier länger mit zu sehen zu können. Mein Schreiben vom 7. cr. ist wohl in Ihren Besitz gekommen. Ich erwartete daraufhin, daß meine Entlassung sofort erfolgen würde. Wiedererwarten aber vergebens! Es ist mir wahrlich unbegreiflich, daß eine Direction der Großh. Klinik, nachdem doch bei dieser Sache die Gerechtigkeit mit Füßen getreten wurde, sich hinreißen läßt, derartige, schon an und für sich strafbare Handlungen weiterhin zu unterstützen suchen und mir noch länger die

Freiheit

Größenverhältnis 3 : 4.

No. 38. Paranoia. Geschrieben am 11. Mai 1902.

nauigkeit des ganzen Schriftstückes entsprechend, beileibe nicht aus freier Hand gezogen, sondern mit einem Lineal fein säuberlich darunter gesetzt.

Bis jetzt war also etwas Pathologisches in dieser Handschrift nicht zu entdecken. Und auch bei fortgesetzter Analyse fällt es schwer, bei einmaligem Durchlesen zu sagen, ob und was in dem Schreiben einen Hinweis auf krankhafte Störungen der Geistestätigkeit enthalten könnte. Es berührt nur der geschraubte Stil etwas eigentümlich; ferner die merkwürdigen Verschachtelungen und die sinnstörenden Kühnheiten in der Konstruktion, die zu dem im übrigen so klar abgefaßten Briefe nicht recht zu passen scheinen. Einiges kommt ja auf Rechnung der trotz mancher Kenntnisse mangelhaften Bildung des Schreibers, einige Wendungen aber, wie z. B. „daß eine Direktion . . . sich hinreißen läßt, derartige . Handlungen weiterhin zu unterstützen suchen“, müssen doch den Verdacht nach einer bestimmten Richtung hin rege machen.

Diesen Verdacht unterstützt jetzt noch ein anderes Symptom. Er spricht von der „noch in Rede gestandenen Angelegenheit“, von „dieser Sache“, ferner von „derartigen schon an und für sich strafbaren Handlungen“, — lauter halb ausgesprochene Beziehungen, die nur auf einen mit diesen „Angelegenheiten“ genau vertrauten Empfänger berechnet sein können. Mit den geheimnisvollen Andeutungen ist ein querulierender Ton verbunden, in dem sich deutlich ein Gefühl von Beeinträchtigung, um nicht gleich zu sagen des „Verfolgtseins“, ausdrückt, das sich in dem hier wiedergegebenen Teile des Schreibens hauptsächlich in dem energischen Verlangen nach Entlassung und „Freiheit“ und dem Hinweis auf die „mit Füßen getretene Gerechtigkeit“ widerspiegelt.

In diesem Lichte betrachtet, muß uns die formelle Ausführung des Schriftstückes, an dem, wie wir gesehen haben, selbst vom strengsten kalligraphischen Standpunkte aus nichts zu tadeln war ebenfalls als ein krankhaftes Symptom erscheinen, da sie krankhaften Motiven entspringt. Es kommt ihm eben alles darauf an, schon durch das Äußere seines Schreibens sich größeres Gewicht beizulegen und jeden etwa gehegten Zweifel an seiner Zurechnungsfähigkeit von vornherein zu ersticken. Den gleichen Motiven verdanken die gedrechselten Phrasen, die peinlich korrekte Anrede in der dritten Person („daß eine Direktion der Großh. Klinik . “) und die sorgfältige Unterstreichung an einer betonten Stelle ihre Entstehung.

Trotz aller dieser auf Paranoia hinweisenden Symptome wird man aus der Schriftprobe allein die Diagnose nicht stellen wollen. Mir kam es vor allem darauf an, den Beginn dieser Geisteskrankheit in der Schrift nachzuweisen. Das Beispiel ist charakteristisch für die Schreibweise paranoischer Querulanten, die manchmal mit umfangreichen Kenntnissen und einem großen Aufwande von Logik die Bedeutung ihrer Persönlichkeit und die Richtigkeit ihrer Ansichten verfechten, in der Wahl ihrer Ausdrücke und in ihren stilistischen Wendungen jedoch stets einen eigentümlich schwülstigen Geschmack entwickeln, der häufig schon Beziehungen zu jener seltsamen Vergewaltigung der Sprache an sich trägt, die bei weiter vorgeschrittenem Krankheitsprozesse häufig in eine Art von Geheimsprache ausartet.

No. 39. Paranoia (Differentialdiagnose mit dementia paranoides).

Krankheitsgeschichte: V. S., Gärtner, 39 Jahre alt, wurde vom April bis August 1898 in der Klinik behandelt. Das zweite Mal wurde er am 3. November 1899 aufgenommen und am 16. November 1900 in die Landesirrenanstalt überführt.

Die Krankheit begann 1898 mit Symptomen, die außerordentlich viel Ähnlichkeit mit einer alkoholischen Psychose hatten und auch vom behandelnden Arzte als delirium tremens aufgefaßt worden waren. Die Sinnestäuschungen verbanden sich im Verlaufe der Krankheit bald mit exquisit paranoischen Vorstellungen und starken Erregungszuständen, die späterhin mit Euphorie und Gleichgiltigkeit wechselten. Auch *motorische Reizerscheinungen* wurden beobachtet. Dann trat eine Remission von ¹/₄jähriger Dauer ein. Bei seiner zweiten Aufnahme stellte es sich heraus, daß eine bedeutende Intelligenzstörung eingetreten war. Es wurde demnach ein *paranoischer Degenerationsprozeß* angenommen, wobei es bei dem relativ hohen Alter des Patienten und der belanglosen Anamnese nicht ganz sicher festzustellen war, ob die Diagnose „Paranoia mit sekundärer Demenz“ oder „primäre Demenz mit paranoischen Zügen“ (dementia paranoides) zutreffender sei.

Schriftprobe vom 7. März 1900.

Ähnlich wie in der vorhergehenden Nummer ist bei der Betrachtung dieser Probe die Genauigkeit und Sorgfalt der Schrift bemerkenswert; sie sieht aus „wie gestochen“. Doch ist sie nicht so fließend wie jene und hat in ihrer die Augen angreifenden Feinheit entschieden etwas *Absichtliches*. Fast in allen Buchstaben zeigt sich lebhafter Tremor, der ihre Korrektheit kaum vermindert und für die Beurteilung der Schrift als Nebenbefund gelten muß, da er aus den in der Krankheitsgeschichte erwähnten motorischen Reizerscheinungen herzuleiten ist.

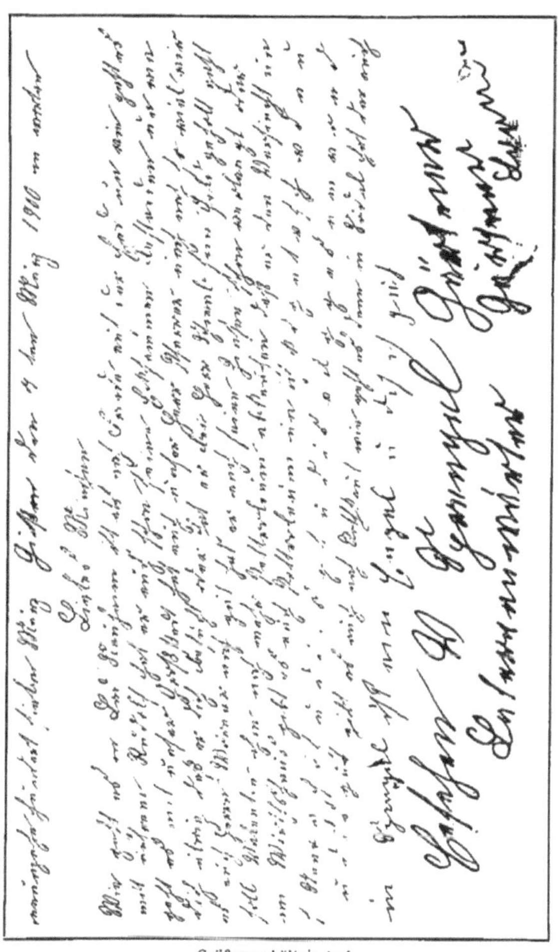

Größenverhältnis 1 : 1.

No. 39. Paranoia. Geschrieben am 7. März 1900.

Das F von „Friede“ in der ersten Zeile ist so zierlich in einzelnen Abschnitten hergestellt, daß es einen manirierten Eindruck macht, während sonst die Form der Schriftzeichen eher etwas schulmäßig und wenig ausgeschrieben zu nennen ist. Die in ihrer Verbindung zu Wörtern und Sätzen zutage tretende mangelhafte Bildung erschwert die richtige Deutung der darin etwa enthaltenen pathologischen Symptome. Erst in der siebenten Zeile offenbaren sich diese deutlicher. Ganz unerwartet stehen hier statt der Wörter einzelne Buchstaben hintereinander ohne erkennbaren Zusammenhang. Daß ein solcher aber besteht, ersieht man u. a. aus der Vergleichung der achten und neunten Zeile. Letztere beginnt „u d i i gut“ (und das ist gut). Wendet man den so erhaltenen „Schlüssel“ auf die achte Zeile an, so kann man einen Teil dieser „Geheimschrift“ lesen und das andere zum Teil erraten. Dazwischen stehen ausgeschriebene Wörter, die augenscheinlich die Fortsetzung des in den vorhergehenden Buchstaben verborgenen Gedankenganges bilden. So geht das dann einige Seiten in derselben Weise weiter.

Schon in den wenigen aus diesem Briefe abgedruckten Zeilen stößt man auf eine Reihe von Wiederholungen, die teils nur die große Ungewandtheit des Briefschreibers verraten, wie z. B. das viermal angewandte „Wie geht es denn“, teils aber an die Iterative Katatonischer erinnern. Da ist es vor allem die Redewendung „und das is gut“, die wie ein „roter Faden“ durch den ganzen Brief hindurchzieht. In dem wiedergegebenen Ausschnitte aus der ersten Seite steht sie zweimal in den beiden letzten Zeilen. Hierunter ist der Schluß der vierten Seite angefügt, und siehe da, das Erste, worauf wir stoßen, ist wieder das alte „und das is gut“! Daß dies kein zufälliges Zusammentreffen ist, geht aus den nicht angeführten vier Seiten des Schreibens hervor, in welchen diese Redensart, ausgeschrieben und in „Geheimschrift“, wohl ein Dutzend Mal zu lesen ist.

Das ist aber nicht das Auffallendste. Ist in der ersten Zeile des unteren Abschnittes der Satz „Sprengel ist ein Engel und das is gut“ schon bedeutend von der oben beliebten, übermäßig feinstrichigen Schreibweise abgewichen, so steht das Letzte in einem so krassen Widerspruche zum ersten Teile, daß damit der Beweis für die schon vermutete Absichtlichkeit, um nicht zu sagen „Maniriertheit“ des Briefanfanges geliefert wird.

Nach unseren bisherigen Untersuchungen (vergl. No. 31 und 37; ferner: Einleitung S. 5) ist in dieser Art der Schriftanwendung allein schon das Kriterium des Schwachsinns gegeben. Es finden sich jedoch in der Schriftprobe noch mehr Belege dafür. Schon in der Erfindung einer solchen Geheimschrift, deren ganzer „Witz" in der völlig wahllosen Auslassung einzelner Buchstaben besteht, liegt etwas ungeheuer Einfältiges, weil dadurch dem Schreiber selbst schon nach wenigen Tagen das Verständnis seines eigenen Produktes zur Unmöglichkeit werden muß. Ferner finden sich assoziative Reime, wie „Sprengel ist ein Engel" und paralogische Bezeichnungen der eigenen Person, wie hier als „Laternenwärter", wenn überhaupt bei Paranoia, dann nur im Stadium des weit fortgeschrittenen Schwachsinnes.

Zuletzt muß noch die konsequent durchgeführte Fortlassung jeglicher Interpunktion hervorgehoben werden, wenn darin auch gerade kein spezifisches Zeichen von Schwachsinn erblickt werden kann. Es zeigt sich darin vielmehr dieselbe manirierte Absichtlichkeit, die der übertriebenen Kleinheit der Buchstaben zugrunde liegt. Demnach würde dies Symptom wieder besser für dementia paranoides, bei welcher solche „katatonische Züge" sehr häufig sind, als für wirkliche Paranoia passen.

So kommen wir also durch die Analyse der Schriftprobe ganz von selber zur Lösung der eingangs offen gelassenen Frage: Paranoia mit Ausgang in Demenz oder dementia paranoides? Wir entscheiden uns trotz der äußerlich so sorgfältigen Schrift und der in der Krankheitsgeschichte erwähnten, für Paranoia sprechenden Momente für dementia paranoides, und zwar hauptsächlich wegen der hervorgehobenen Maniriertheiten; ferner wegen der sinnlosen Wiederholungen und assoziativen Reime und endlich wegen der plötzlichen Änderung des Schriftcharakters am Ende des Briefes.

Wenn diese Schriftprobe dennoch unter die Gruppe Paranoia hier aufgenommen wurde, so geschah es im Interesse der besseren Gegenüberstellung und differentialdiagnostischen Vergleichbarkeit dieser und der vorhergehenden Nummer.

No. 40. Paranoia.

Krankheitsgeschichte: L. M., Schmied, 42 Jahre alt. Drei Aufnahmen, 1899, 1900 und 1901. Beginn 1899 mit den heftigsten Erregungszuständen. Sinnlose Angriffe auf alle Personen, die ihm zu nahe kommen. Terrorisiert das ganze Dorf. Nachdem anfangs ein epileptischer Dämmerzustand vermutet wurde, stellen sich nach und nach immer deutlichere paranoische Wahnbildungen, Größen- und Verfolgungsideen heraus, die ein zusammenhängendes System bilden. Dabei häufige Gehörshalluzinationen. Bei der letzten Aufnahme, am 5. August 1901, ist bereits erheblicher Schwachsinn nachzuweisen. Die Größenideen überwiegen. Er ist reich; einflußreiche Personen, der Kaiser, ja sogar der liebe Gott, stehen mit ihm im Verkehr und schicken ihm Briefe und Depeschen, die den Befehl seiner Freilassung enthalten. Die Klinik unterschlägt jedoch alles. An einem Tage zählt er über 300 Telegramme. Stereotype Anreden bestimmter Personen, z. B. „S. M., Kaiser Wilhelm II., Kaiser von Deutschland, oberster Kriegsherr zu Wasser und zu Lande im lieben deutschen Vaterland". Diagnose: chronische Paranoia. — Am 27. November 1901 Transferierung in die Landesanstalt.

In der Schrift selbst sind an dieser Probe vom 4. Oktober 1901 ebensowenig irgendwelche bemerkenswerte Störungen vorhanden, wie in der vorletzten Nummer (38), wenn sie auch nicht annähernd jene Formvollendung aufzuweisen vermag. Sie ist mit all den Fehlern und Verbesserungen die natürliche Schrift eines einfachen Mannes. Es kann daher gleich zur Untersuchung der Zusammensetzung von Wörtern und Sätzen und dem Zusammenhange dieser untereinander übergegangen werden. Da fesselt nun wieder die merkwürdige, schwülstige Titelgebung, die wie eine Gebetsformel klingt, unsere Aufmerksamkeit. In der Tat ist dies die Formel, die er jeden Morgen bei der Visite in irgend einer Verbindung der täglich drohender werdenden Forderung nach Entlassung vorausschickt.

Unter diese Erklärung, daß von Gott und dem Kaiser 56 Telegramme für ihn angekommen seien, hat er vierzehnmal eine Eins gesetzt. Es wird jetzt klar, daß der Kranke unter der Einwirkung lebhafter Halluzinationen steht, indem er auf irgend eine Weise durch optische oder akustische Täuschungen einen regen Depeschenwechsel mit den beiden in seinen Augen höchsten Persönlichkeiten unterhält. 56 Telegramme hat er schon gezählt; jetzt zählt er weiter und macht, um sein Gedächtnis zu unterstützen, bei jedem neuen Zeichen eine Eins.

An und für sich entbehrt also dieser wunderliche Inhalt durchaus nicht der Logik, sondern ist im Sinne des Kranken ein Mittel, um seine Befreiung durchzusetzen. Als ein Zeichen von Schwachsinn

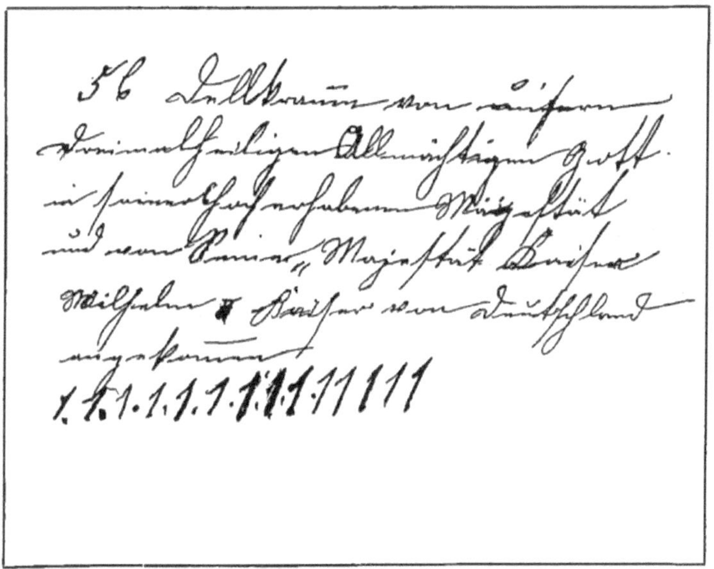

56 Telegramme von unserm
dreimalheiligen Allmächtigen Gott
in seiner Hocherhabenen Majestät
und von Seiner Majestät Kaiser
Wilhelm II Kaiser von Deutschland
eingekommen
1.1.1.1.1.1.1.1.1.1.1.1.1

Größenverhältnis 1 : 1.

No. 40. Paranoia. Geschrieben am 4. Oktober 1901.

kann man viel eher die Reichhaltigkeit der Anreden ansehen. Doch muß auch hierbei untersucht werden, inwieweit diese mit den vorhandenen Wahnideen zusammenhängen. Daran ist jedenfalls festzuhalten, daß in Schriftstücken Paranoischer, selbst bei sehr langem Bestehen der Krankheit, selten so hohe Grade von Demenz gefunden werden, wie in den Fällen von dementia paranoides, und daß ein Aufgelöstsein der Satzkonstruktion in einzelne, ohne Sinn nebeneinander stehende Buchstaben und Wörter, wie z. B. in der vorigen Schriftprobe, für letztere Krankheitsform sehr verdächtig ist, mögen auch die paranoischen Symptome im Verhalten des Kranken noch so sehr hervortreten.

No. 41. Paranoia.

Zum Schlusse sei noch ein Schreiben eines am 10. Juni 1899 aufgenommenen, 29jährigen Portefeuillearbeiters K. L. wiedergegeben, aus dem ohne weitere Kenntnisse des Falles das Bestehen des „Verfolgungswahnsinnes" hervorgeht. Auch hier finden wir die sehr sorgfältige Schrift, die in ihrem gewandten Aussehen mit den groben, den wirklichen Bildungsstand verratenden Fehlern eigentümlich kontrastiert. Der phrasenhafte, sonst aber die Gedanken klar und logisch wiedergebende Stil, welcher der in jenen Kreisen üblichen Ausdrucksweise so gar nicht entspricht, gehört, wie wir gesehen haben, ebenfalls zu den für die Schrift Paranoischer charakteristischen Symptomen.

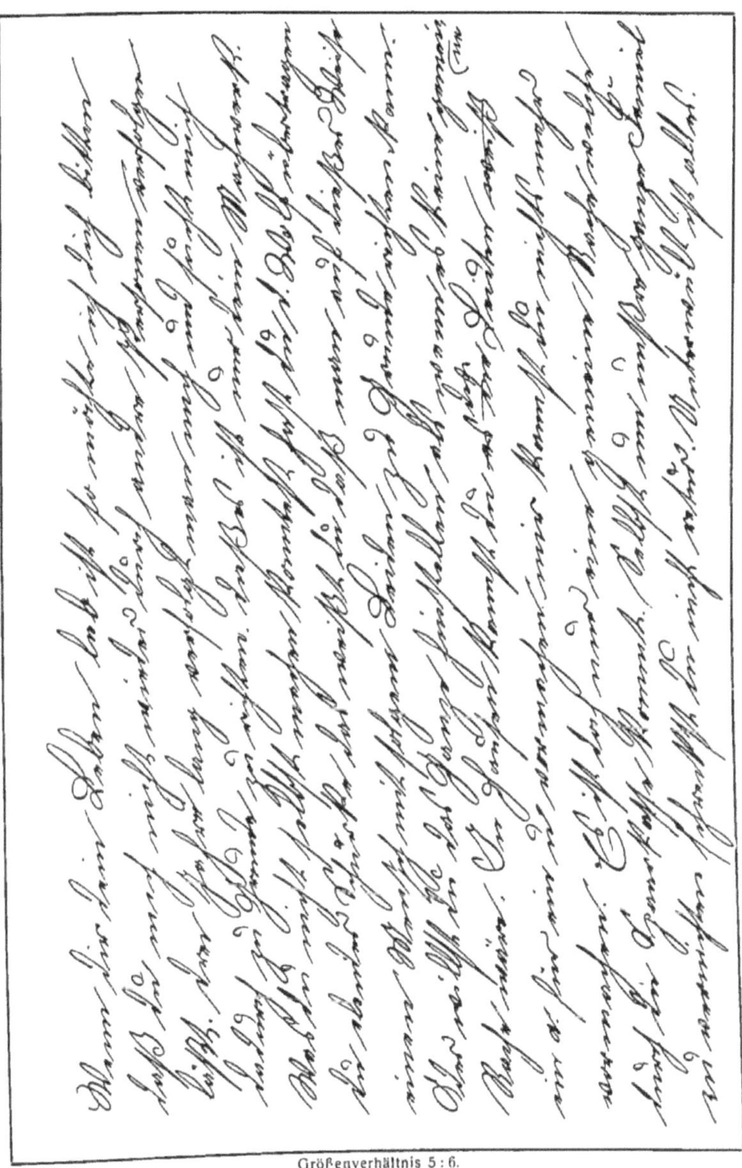

Größenverhältnis 5 : 6.

No. 41. Paranoia. Geschrieben am 12. Juni 1899.

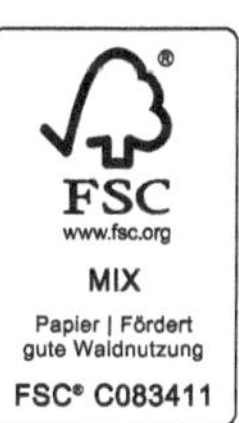

Zeitfracht Medien GmbH
Ferdinand-Jühlke-Straße 7
99095 Erfurt, Deutschland
produktsicherheit@kolibri360.de